Julio Antonio Trillo Granados
Daniel Díaz Plascencia
José Luis Guevara Valdez

# Estimación de la edad en equinos por su dentadura

Julio Antonio Trillo Granados
Daniel Díaz Plascencia
José Luis Guevara Valdez

# Estimación de la edad en equinos por su dentadura

Odontología en equinos

Editorial Académica Española

**Imprint**
Any brand names and product names mentioned in this book are subject to trademark, brand or patent protection and are trademarks or registered trademarks of their respective holders. The use of brand names, product names, common names, trade names, product descriptions etc. even without a particular marking in this work is in no way to be construed to mean that such names may be regarded as unrestricted in respect of trademark and brand protection legislation and could thus be used by anyone.

Cover image: www.ingimage.com

Publisher:
Editorial Académica Española
is a trademark of
Dodo Books Indian Ocean Ltd. and OmniScriptum S.R.L publishing group

120 High Road, East Finchley, London, N2 9ED, United Kingdom
Str. Armeneasca 28/1, office 1, Chisinau MD-2012, Republic of Moldova, Europe
Printed at: see last page
**ISBN: 978-620-2-16468-9**

# ESTIMACIÓN DE LA EDAD EN EQUINOS POR SU DENTADURA

POR:

I.Z.S.P. Julio Antonio Trillo Granados
D. Ph. Daniel Díaz Plascencia
D. Ph. José Luis Guevara Valdez

# CONTENIDO

# LISTA DE CUADROS

# LISTA DE FIGURAS

<table>
<tr><td>Figura</td><td></td><td>Página</td></tr>
</table>

# INTRODUCCIÓN

El caballo en América ha sido de gran importancia a lo largo de la historia de la humanidad. A mediados del siglo XVI, durante la época en la que Hernán Cortés conquistó a México, los indios aztecas vieron por primera vez al caballo, resultando impresionados por aquel imponente y alto animal. Al ver al hombre montado en él pensaron que el jinete y caballo eran un solo animal, tal como el mito de los centauros, mitad hombre y mitad caballo. El gran temor que tenían los aztecas a los caballos propició que la conquista de México fuera rápida y fácil para los españoles; con esto suponemos que en todo América no había existencia del caballo, por lo tanto, podemos descartar que los indios norteamericanos fueron los primeros amansadores de los caballos salvajes. Sin embargo, miles de siglos antes existieron grandes manadas de caballos bastante diferentes al caballo actual en todo América, mismos que se extinguieron y solo quedaron los restos fosilizados como evidencia.

Estos ancestros de los caballos fueron desplazándose hacia el sur de América, cruzando por el hoy llamado Canal de Panamá, poblando todo el continente americano. Es importante destacar que este equino a juzgar por sus fósiles no era parecido al caballo actual, sino que se asemejaba a los asnos o cebras. Aunque el caballo actual tiene muchos siglos domesticado en América, es relevante enfatizar que sus antepasados descienden de América, ya que estos antepasados cruzaron por el estrecho de Bering hacia el norte de Asia y de ahí se distribuyeron y poblaron toda Europa, donde fue evolucionando hasta en el caballo actual, que siglos más tarde volvería al continente americano con la conquista de Hernán Cortés.

Conforme pasó el tiempo, los nativos del norte de América fueron perdiendo el miedo al caballo, logrando su domesticación y utilizándolo como los mismos españoles, para la lucha que tuvieron con el hombre blanco. En estas batallas se escaparon varios caballos, los cuales quedaron en completa libertad para posteriormente formar las grandes manadas de caballos salvajes, los conocidos "mustangs".

El caballo ha sido de gran importancia para la humanidad desde la época de las conquistas y guerras. En muchas de las batallas se les atribuye la victoria a los caballos y se dice que sin estos animales no se hubieran podido ganar las guerras y conquistar nuevas tierras, tal como el caso del lejano oeste en Norteamérica. El caballo fue utilizado como transporte tanto de personas, herramientas, armamento, y en algunos casos, hasta de escudo contra las flechas de los indios.

En la actualidad existen diversas funciones para el caballo tal como son los caballos deportivos que se utilizan para carreras, rodeos, salto, polo, paseo, trabajo, tiro, entre otros. En los eventos que utilizan caballos deportivos, suelen usar la dentadura como indicador para calcular sus edades. La edad del caballo también es relevante en la compraventa de caballos, sin embargo, la mayoría de los compradores o vendedores no saben calcular su edad.

El objetivo de este proyecto fue elaborar un manual de estimación de la edad de equinos a través de su dentadura. Este manual pretende facilitar la determinación de la edad de los caballos como herramienta para eventos deportivos, productores, técnicos y público en general.

# CAPÍTULO I.
# EQUINOS

**Clasificación**

En la escala zoológica el caballo pertenece al Phylum: vertebrados, Rama: mamíferos; clase: Ungulados o solípedos; orden: Perisodáctilos; Suborden: Hippoide, el cual a la vez tiene una sola familia: Equidae, dentro de la cual se pueden distinguir tres subfamilias: Hyracoterinos, Paleoterinos, Equinos. un solo género: *Equus*, que a la vez encierra siete especies: asno, Hemíono, Hemipo, Cuaga, Onagro, Zebra y Caballo, siendo esta ultima la de interés para este material, el *Equus caballus.*

El caballo que conocemos hoy en día es muy diferente a sus ancestros primitivos. El caballo actual atravesó un proceso evolutivo de aproximadamente 60 millones de años, pasando del *Eohippo* de un tamaño pequeño, no mayor al de una zorra y patas hendidas al caballo que conocemos hoy en día. El caballo pasó por grandes cambios, siendo el tamaño el más evidente, así como su conformación general y por lo tanto su fisiología. El tamaño, la conformación de las patas, el tamaño del cráneo y el color son los cambios más perceptibles.

**Talla**

El caballo original (*Eohippus*) no era de tamaño mayor al de una zorra, por lo tanto, no era capaz de soportar el peso de un hombre. Después adquiere un tamaño de una oveja (*Miohippus*) y después de millones de años, crece un poco más hasta casi obtener el tamaño de un asno (*Pliohippus*). Siguió creciendo durante su evolución hasta llegar al *Equus fossilis* de una talla casi del caballo actual, que fue distribuido en América y luego se extinguió.

Posteriormente por medio de la ayuda de la selección artificial del hombre, el caballo fue aumentando de tamaño hasta llegar a la talla actual que en promedio va desde 1.50 hasta 1.80 metros, incluso más en algunas razas.

**Pie**

Uno de los cambios más importantes para el caballo fue el pie, que evolucionó de polidáctilo en el caballo original al monodáctilo en el caballo actual.

En el estudio de la evolución del pie se toma en cuenta desde el *Ehoippus* y todos sus sucesores hasta llegar al *Eqqus fossilis*. El caballo primitivo además de ser monodáctilo era plantígrado y contaba con cinco falanges dispuestas en similitud a la mano del humano. En esta época el caballo tenía una vida tranquila y no era perseguido por depredadores, por lo que no tenía que caminar mucho.

Posteriormente aparecieron otros animales que obligaron a huir al caballo para protegerse y poder sobrevivir de sus depredadores, lo que ocasionó que al correr tenía que tocar menos el suelo con los pies para desplazarse más rápido, apoyándose con un solo dedo interno grande y grueso en lugar de cinco. Por lo tanto, por esta falta de uso se fueron atrofiando las falanges hasta desaparecer, incluso se cree que la quinta falange en el *Eohippo* era rudimentaria.

Según los anatomistas veterinarios, los espejuelos o castañas que podemos observar actualmente son los últimos vestigios del dedo interno, ya que al hacer una disección vemos que están inervados e irrigados. En algunos ejemplares no hay presencia de estos espejuelos o castañas y como no tienen función fisiológica, se cree que en un futuro pudieran llegar a desaparecer por completo.

Asimismo, el dedo del caballo correspondiente al meñique del ser humano desapareció por falta de apoyo en el suelo. Entonces del *Eohippus* pasamos al *Orohippo* y *Mesohippo*, estos caracterizados por la pérdida de dedos internos y externos para quedarse con solo tres falanges, representados por el Miohippus. De igual manera fue evolucionando la pata del caballo al *Equus fossilis*. De esta manera quedo el sustento del caballo en tan solo un dedo.

Esta evolución tal vez no se ha desarrollado por completo, aunque en los caballos de la actualidad solo vemos un dedo, aún encontramos vestigios de los dedos centrales restantes siendo representados por los metacarpianos y metatarsianos rudimentarios que se sueldan a los principales entre los 7 y 8 años de edad, conformándose como un solo hueso. Es posible que en un futuro estas falanges se atrofien y desaparezcan ya que no tienen función fisiológica alguna.

Como consecuencia de la perdida de dedos el caballo hizo que adquiriera más movilidad en la flexión y extensión haciéndolos más veloces y contribuyendo al crecimiento de la alzada.

**Evolución de los Dientes**

Otro de los factores importantes en la evolución del caballo son los dientes. Actualmente se sabe que la formula dental unilateral del caballo es:

(I 3/3 – C 1/1 – PM 3/3 – M 3/3) = 40 dientes.

La fórmula dental unilateral del caballo primitivo es:

(I 3/3 – C 1/1 – PM 4/4 – M 3/3) = 44 dientes.

*I: Incisivos*

*C: Caninos*

*PM: Premolares*

*M: Molares*

Podemos observar claramente que existe la presencia de un premolar más, sin embargo, en el embrión del caballo actual existe la presencia del primer premolar llamado vulgarmente "diente de lobo", que en algunos casos hace erupción y desaparece al mudar el segundo premolar y el primer premolar ya no es remplazado. Además, no solo evolucionó el número de piezas dentales, sino que también la forma de los molares, pues estas piezas en vez de parecerse a las formas de las muelas del caballo actual tenían más similitud a la de ser humano.

**Cráneo**

Dicen los especialistas que a la vez que fueron desapareciendo los dedos del caballo hasta llegar a ser monodáctilo, también se fue desarrollando el cerebro y por lo tanto fue aumentando de tamaño el cráneo hasta llegar al tamaño del caballo actual. Incluso, se cree que en un futuro el cráneo del caballo pueda aumentar aún más su tamaño, debido al desarrollo progresivo de sus sentidos y sus capas edades mentales.

**Color**

El color de la capa del caballo era igual para todos, de un color rojizo, luego con el tiempo y bajo la influencia del hombre se pudo adquirir una gran variedad de colores que va desde el blanco hasta el negro pasando por todos los colores intermedios entre estos dos.

La cola y la crin también sufrieron una evolución, ya que en los caballos primitivos era corta y los pelos gruesos, mientras que a lo largo de su evolución fue creciendo y alaciándose hasta llegar a estar larga, lacia y sedosa como los caballos de hoy en día, al igual que los pelos del cuerpo que son cortos y finos en los animales sanos.

En resumen, el caballo a lo largo de su evolución ha pasado por tres principales etapas:

1. El caballo original era de un tamaño similar al de una zorra y con un cráneo pequeño, el cual se sostenía sobre cinco dedos y vivía en las orillas de lagos y pantanos. Serían correspondientes al *Eohippus* y *Orohippus* en el nuevo continente y al *Palaeothrrium* en el antiguo continente.

2. La etapa del caballo intermedio, aunque era de un tamaño poco más grande y contaba con tres dedos además que el central, era el más desarrollado, este

prefería vivir en los lugares secos y bosques. Sería correspondiente al *Mesohippus* y *Miohippus* en el nuevo continente y en el viejo continente correspondería al *Anchitherium* e *Hipparion*.

3. Por último, está el tipo de caballo actual, que es de una talla más grande, monodáctilo, inteligente, de distintos colores, con la cabeza más grande, desarrollado para mayor velocidad y se adapta a vivir en cualquier terreno. En el nuevo continente correspondería al *Pliohippus* y *Equus fossilis*, del cual derivan otros tres tipos que son *Equus caballus robustus* o de las estepas, el *E. c. pumpeihi* o del desierto, y el *E. c. nehringi* o del bosque. De estas especies, los de las estepas y del bosque ya no se encuentran en estado salvaje y es de ellos que vienen las razas de caballos actuales. Por otro lado, los caballos del desierto existen aún en estado salvaje.

# BIBLIOGRAFÍA

Bohorquez, J. I. 1946. El caballo: Su origen, evolución y relaciones con el hombre. *Revista de la Facultad de Medicina Veterinaria y de Zootecnia*, *15*(90), 48-55.

Durán, R. 2017. *El manual del caballo*. Colombia: Grupo Latino Editores. Print.

# CAPÍTULO II.
# ANATOMÍA DE LA CABEZA
# DEL CABALLO

* PLANOS ANATÓMICOS
*OSTEOLOGÍA
*ARTICULACIONES
*CAVIDAD BUCAL

## PLANOS ANATÓMICOS

Con la finalidad de entender y ubicar de una forma más exacta la dirección y las partes del cuerpo del caballo se utilizan algunos términos. Para ello, se debe saber que los planes se aplican a un cuadrúpedo en posición natural de pie.

*Ventral:* Se le llama ventral al plano que está dirigido hacia su parte de sustento que sería el suelo.

*Dorsal:* Este plano corresponde al opuesto del plano ventral sería la parte del lomo del caballo.

*Longitudinal medio:* Este plano divide al caballo por la mitad en dos partes iguales. La parte más próxima a este plano se dice que es medial o interna y la parte que se aleje más de este plano seria lateral.

*Transversal:* Este plano es el que corta el plano longitudinal del cuerpo medio perpendicularmente en dos partes iguales. Este plano es perpendicular a los planos medio sagital y transversal.

*Anterior o craneal:* Es el extremo donde se encuentra la cabeza.

*Posterior o caudal:* Este es opuesto al anterior o craneal, es el extremo donde se encuentra la cola del animal.

*Proximal:* Se refiere a que esta próximo al plano sagital.

*Distal:* Es un término para indicar que está alejado al plano sagital.

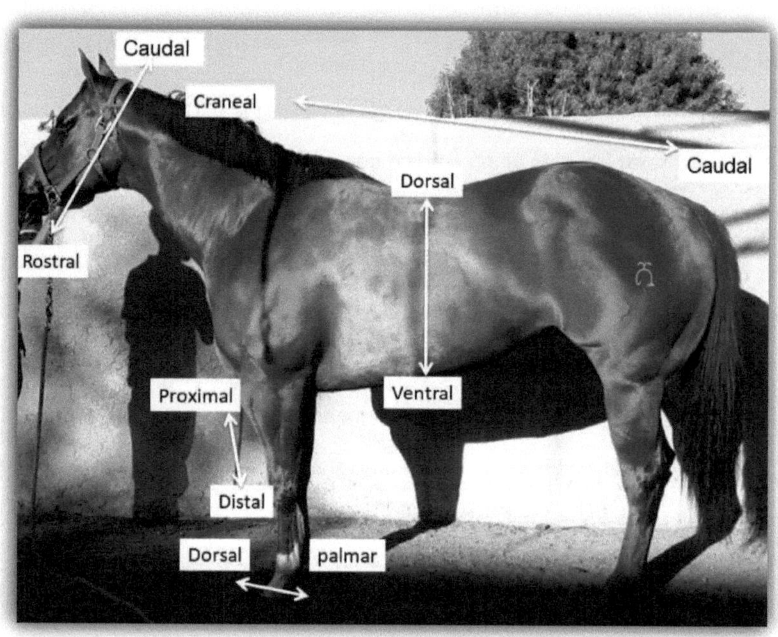


Figura 1. Planos anatómicos.

# OSTEOLOGÍA

**Funciones de los Huesos**

Las funciones más importantes de los huesos son dar protección y rigidez a los órganos. La protección es una de las funciones más vitales como en el caso del cerebro, que está protegido por los huesos del cráneo.

El esqueleto de la cabeza está conformado por los siguientes huesos:

- o *Huesos craneales:* Occipital, parietales, interparietales, temporales, frontal, etmoides, esfenoides.

- o *Huesos faciales:* Pterigoideo, lagrimales, nasales, palatinos, conchas (turbinados), maxilares, incisivos (premaxilares), cigomáticos (malares), vómer, mandíbula, hioides.

El cráneo está compuesto por huesos planos casi en su totalidad, que se dividen en dos superficies, la interna y externa, de hueso denso con una capa de hueso esponjoso. Los huesos occipital, parietal, interparietal, y frontal, conforman las paredes posterior y dorsal del cráneo.

La porción facial se puede dividir en las regiones orbitales, nasal y bucal. La orbita está formada por porciones de los huesos frontal, lagrimal y (malar) cigomático. En el caballo las porciones nasal y bucal del cráneo son muy prolongadas.

Las vías respiratorias por la región nasal están limitadas dorsalmente por los huesos nasales, lateralmente por los maxilares y ventralmente por los huesos palatinos.

Existen varias excavaciones conocidas como senos que están comunicadas con la cavidad nasal: los huesos donde se localizan los senos son el frontal, maxilar, nasal, esfenoides y palatinos.

Según Frandson la porción bucal lleva en el techo a maxilares y premaxilares, los cuales contienen las piezas dentales, así como el hueso palatino. Ventrolateralmente, la mandíbula completa la porción bucal. La mandíbula se articula con el hueso temporal precisamente delante del orificio del oído externo. La mandíbula contiene las piezas dentales inferiores y con fines similares da inserción a los músculos de la masticación y deglución.

**Hueso Occipital**

El hueso occipital está ubicado en la parte caudal del cráneo, siendo la base de la cabeza. En su parte más baja se encuentra perforada por el foramen magnum, que esta junta la cavidad craneal con el canal vertebral. Por arriba de las paredes laterales, pero sin afectar el foramen magnum se encuentra la parte escamosa.

En las proporciones laterales sostienen los cóndilos del occipital que son los que se articulan con el atlas. Lateral al cóndilo se encuentra la superficie craneal que es lisa y cóncava donde está la apófisis yugular. La fosa condilar ventral se encuentra entre la raíz y el cóndilo, por la pared media y ventral de la fosa condolida se encuentra el canal hipogloso por donde pasa el nervio homónimo. La superficie ventral es circular en cambio la superficie craneal es cóncava y lisa. Tiene superficies escamosas donde se insertan músculos.

**Esfenoides**

Este hueso está ubicado en la base del cráneo y la parte rostral del esfenoides asienta rostral en la región basilar del occipital. En el nacimiento este hueso está formado en dos partes distintas que son el basisfenoides y el presfenoides.

**Hueso Basisfenoides**

Este hueso se conforma por un cuerpo y dos apófisis y dos alas caudalmente el cuerpo es articulado con la porción basal del occipital y rostralmente con el presfenoides; lateralmente las alas son articuladas con la parte escamosa del temporal, caudalmente con el parietal y rostralmente con el presfenoides. Las apófisis pterigoideas son articuladas medialmente con los huesos pterigoideos y rostromedialmente con el palatino.

**Hueso Presfenoides**

Este hueso está conformado por dos alas y un cuerpo. El cuerpo es articulado en su parte caudal con el hueso basisfenoides y rostrodorsalmente se articula con el hueso etmoides, rostroventralmente es articulado con el vómer y con el palatino rostrolateralmente. Las alas son articuladas dorsolateralmente con el hueso frontal y en su parte caudal se articulan con las alas del basifenoides.

**Hueso Etmoides**

Este hueso está ubicado rostral al cuerpo y alas del hueso presfenoides, rostralmente entre las órbitas de los huesos frontales, y forman parte de la formación de la cavidad nasal, craneal y paranasal. Es articulado también con el hueso palatino, presfenoides y vómer. Este hueso está conformado por cuatro partes; la lámina perpendicular, la lámina cribiforme y dos laberintos.

**Hueso Interparietal**

Este hueso está ubicado en la parte central en la región escamosa de los huesos parietal y occipital. Normalmente es descrito como un hueso simple que es osificado a partir de dos núcleos laterales y a menudo distintamente pareados en calaveras de potros jóvenes.

**Huesos Parietales**

Estos huesos conforman la mayor parte del cráneo y se unen formando la sutura sagital. Este hueso es articulado con los huesos; basisfenoides, temporal, frontal, interparietal y occipital. Cada uno tiene una forma cuadrilateral y presenta cuatro bordes y dos superficies; superficie interna y superficie externa. Y borde rostral, borde occipital, borde interparietal y borde escamoso.

**Huesos Frontales**

Estos huesos están ubicados sobre los límites de la cara y el cráneo, entre los nasales rostralmente y los parietales caudalmente. Es articulada también con el palatino maxilar y la parte escamosa, ala del presfenoides, lagrimal, etmoides y la apófisis cigomática del temporal. Cada uno es un cuadrilátero irregular y está formado por una parte orbital, una nasal y una parte escamosa.

**Huesos Temporales**

Este hueso forma la mayor parte de la pared lateral del cráneo y está ubicado en la parte dorsal el parietal, caudalmente el occipital, el frontal rostralmente y en la parte ventral el basisfenoides. Es articulado también con el hioides y el cóndilo mandibular el cigomático y el maxilar es articulado con la apófisis cigomática. En los animales jóvenes se encuentra conformado por tres partes: petrosa, escamosa y timpánica.

**Hueso Vómer**

Este es un hueso medio que ayuda a la formación de la parte ventral del septum nasal. Se fija en el surco de la apófisis palatina del maxilar, está formado por una lámina delgada que esta plegada formando una especie de surcos estrechos llamados surcos septales en el que están alojados la porción ventral de la placa perpendicular del etmoides y el cartílago septal. El surco más alto es articulado con el etmoides. La parte caudal tiene la presencia de unas alas laterales y pares que son articulados con el palatino rostrolateralmente, caudalmente con el esfenoides y caudolateral con el pterigoideo.

**Maxilares**

Estos huesos son los principales en la mandíbula superior, y son los que alojan los molares. Están ubicados en las partes laterales de la cara y están articulados con todos los huesos faciales con el temporal y el frontal. Cada uno se puede dividir en tres apófisis y un cuerpo.

La superficie facial lateral del cuerpo rostralmente es ligeramente cóncava y en su parte caudal convexa. En animales jóvenes la porción rostral de la superficie es convexa en la región donde se encuentran alojados los dientes, conforme los dientes van saliendo la cara se aplana hasta hacerse cóncava en los animales más viejos. En la parte caudal existe una arista horizontal llamada cresta facial. En las calaveras de tamaño promedio el extremo rostral de la cresta se ubica a 3 o 4 cm dorsal al tercer molar y continua dorsalmente en el hueso cigomático.  Aproximadamente a 5 cm dorsal un poco hacia rostral al extremo que corresponde a la cresta se ubica el foramen infraorbital. En el hueso maxilar existe un surco rostrodorsalmente que este se articula en la apófisis nasal del incisivo y caudodorsalmente se articula con los huesos lagrimal y nasal.

**Incisivos**

Estos huesos premaxilares conforman la parte rostral superior del caballo y en este hueso están alojados los dientes incisivos. Del lado opuesto hacia craneal se articula con los huesos nasal y maxilar y con el vómer. Cada uno está conformado de tres apófisis (alveolar, nasal y palatina) y un cuerpo. El cuerpo en su parte rostral es grueso, la superficie rostral es lisa y convexa y está relacionado con los labios superiores. La superficie palatina por lo regular existe la presencia de un foramen ligeramente caudal a su mitad.

La apófisis alveolar es gruesa y curva esta presenta tres alveolos para los correspondientes dientes incisivos. La apófisis nasal está ubicada dorsal y caudal del cuerpo y esta forma una porción de la pared lateral de la cavidad nasal. La apófisis palatina es una lámina fina y forma la porción rostral de la base del paladar duro.

**Huesos Palatinos**

Estos huesos forman la porción caudal del paladar duro y están ubicados en cada lado de las "coanas" (nariz caudal) cada uno de estos es articulado con huesos del lado contrario, frontal, etmoides, presfenoides, vómer, basisfenoides, pterigoideo y maxilar. Cada uno de estos huesos está levemente torcido para poder formar las láminas horizontales y perpendiculares.

**Huesos Pterigoideos**

Estos huesos son unas láminas Oseas delgadas y curvas que se encuentran a los lados de la coana. Tiene dos superficies, en la superficie medial que es delgada y forma parte de la pared de la coana y la superficie lateral que esta está articulada con el hueso vómer, palatino y basisfenoides que es con este hueso en conjunto que forma parte del canal pterigoideo.

**Huesos Nasales**

Estos huesos se ubican rostralmente a los huesos frontales formando la mayor porción del techo de la cavidad nasal. Estos son articulados con el hueso de lado contrario el frontal, lagrimal, maxilar e incisivos. Caudalmente es de una forma triangular y ancho y rostralmente es puntiagudo.

**Huesos Lagrimales**

Estos huesos se ubican en la parte rostral de la órbita y se extiende hacia rostral por la cara hasta llegar al borde caudal del maxilar. Este hueso es articulado dorsalmente con los huesos nasal y frontal, en el plano ventral con el maxilar y cigomático, caudalmente con el hueso frontal y con el maxilar rostralmente. Las suturas formadas se les da el nombre de los huesos que las conforman.

**Cigomático**

Estos huesos se encuentran entre el maxilar ventral y rostralmente y el lagrimal dorsalmente. La apófisis temporal es articulada con la cigomática del temporal cada una es de una forma triangular irregular en su contorno. La apófisis frontal en el caballo está ausente.

**Mandíbula**

El hueso de la quijada o mandíbula es el hueso más ancho que conforman la cara, estas son dos mitades al nacer y luego del segundo o tercer mes se unen formando un hueso único. En este hueso es donde se encuentran los dientes mandibulares y es articulada por su apófisis condilar con la porción escamosa del hueso temporal. Está formada por dos ramas verticales y un cuerpo.

El cuerpo es una parte gruesa y horizontal que es donde están hospedados los dientes, está compuesta por dos partes la parte molar e incisiva.

**Hueso Hioides**

Este hueso es encontrado entre las ramas de la mandíbula y su parte dorsal es extendida algo más caudal. Está sujeta a la apófisis estiloides de la región petrosa de los huesos temporales por pedazos de cartílago. Este soporta la base de la lengua, la laringe y la faringe y la constituyen varias partes; El basohides, la apófisis lingual, el tiroides, el ceratohides, los estilohioideos y los epihioideos.

# ARTICULACIONES DE LA CABEZA

## Articulación Temporomandibular

Esta articulación está creada por la parte escamosa del hueso temporal de cada lado y por las ramas de la mandíbula. Las superficies articulares son diferentes según el tamaño y la forma. La porción escamosa del hueso temporal es cóncavoconvexa y el eje longitudinal se conduce hacia afuera y levemente en dirección rostral; está compuesta de un orificio mandibular que se prolonga por la apófisis retroarticular caudalmente y un tubérculo rostralmente.

El disco articular está ubicado entre la superficie de articulación para que pueda adaptarse. La superficie esta moldeada sobre la superficie temporal y mandibular y la circunferencia es insertada en la capsula articular, y por ende es dividida la cavidad articular en dos compartimientos el inferior y el superior, siendo este último el más espacioso.

La cápsula articular es gruesa y resistente y esta reforzada por dos ligamentos. El ligamento lateral está extendido oblicuamente y atraviesa la porción rostral de la superficie lateral de la capsula a partir de la cual no se permite separar. El ligamento caudal es una banda elástica que se inserta ventralmente en la línea que existe sobre la cara caudal del cuello de la mandíbula y dorsalmente en la apófisis retroarticular.

## Articulaciones y Fibras del Cráneo

La mayoría de los huesos del cráneo están unidos a sus huesos proximales por suturas y solo algunos pocos por cartílagos. Existen articulaciones que son a partir de tejido conjuntivo, pero hay otras a partir de cartílagos. Muchas de estas articulaciones pasan obstruidas durante el desarrollo y crecimiento. Por lo general, estas articulaciones obtienen el nombre de los huesos que son parte de su formación como; frontonasal, esfenoscamosa, etc.

**Articulaciones Del Hioides**

La articulación temporohidea es una articulación con ligeramente móvil en la cual el ángulo articular del extremo dorsal del hueso estilohideo se inserta por una barra corta de cartílago en la apófisis estiloide de la región petrosa del hueso temporal. El cartílago artrohideo mide entre 1 cm y 1.5 cm de largo. Se forma una articulación cartilaginosa en la unión de la extremidad ventral del estilohideo con un extremo dorsal del ceratohideo.

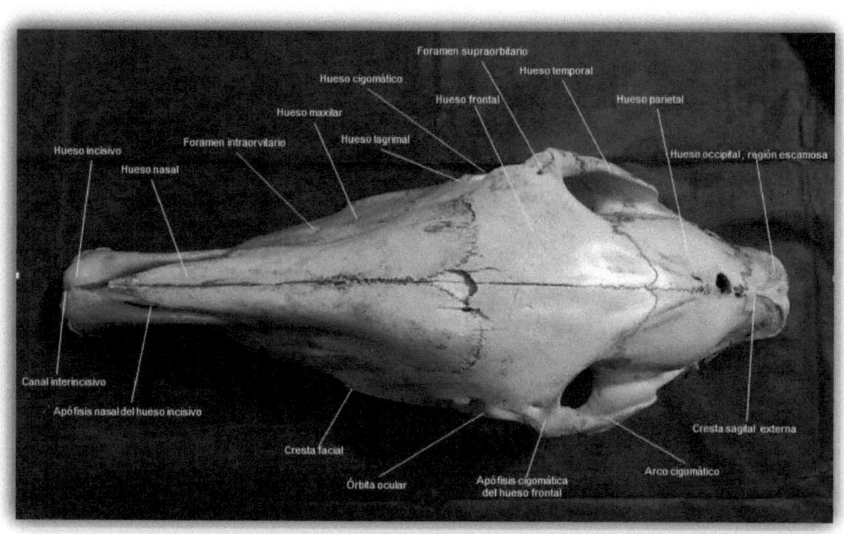


Figura 2. Vista dorsal del cráneo.

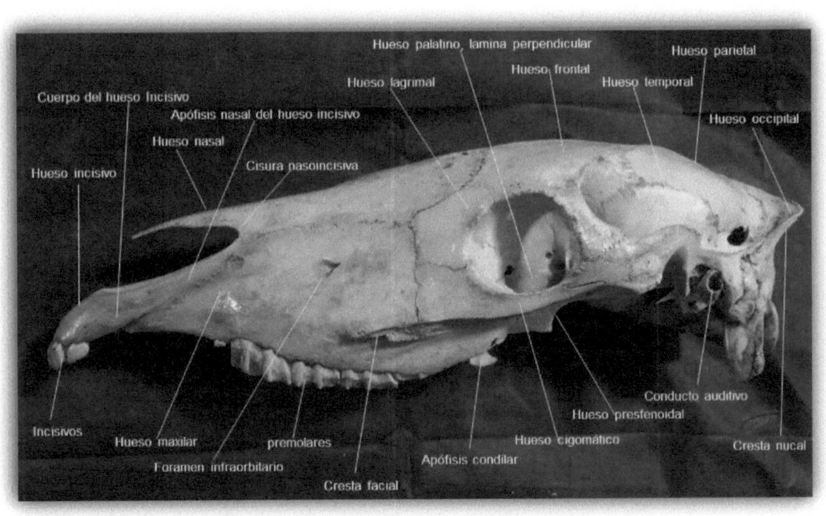


Figura 3. Cráneo equino vista lateral izquierda.

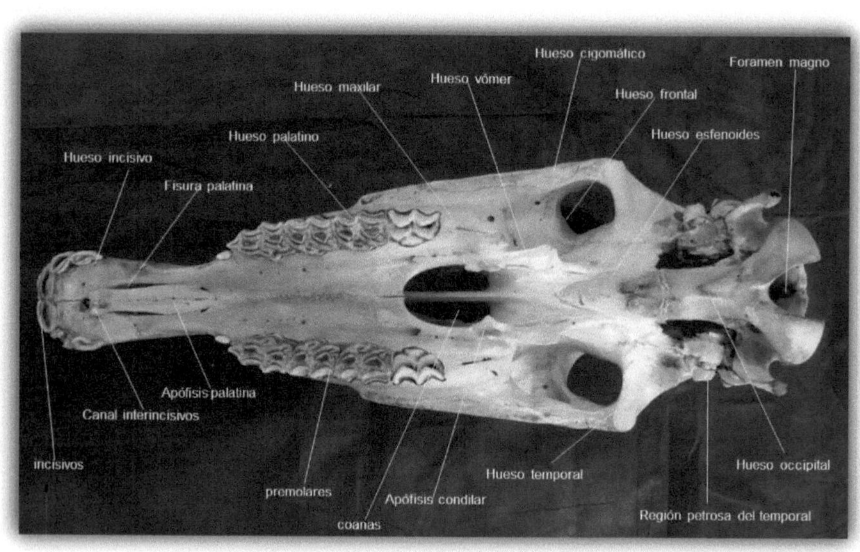



Figura 4. Vista ventral del cráneo.

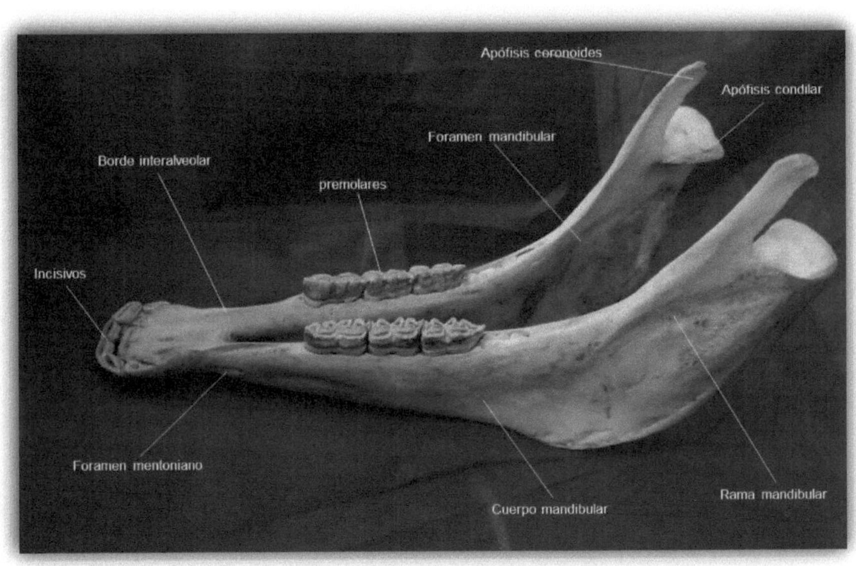


Figura 5.  Maxilar inferior, vista medio lateral oblicua.

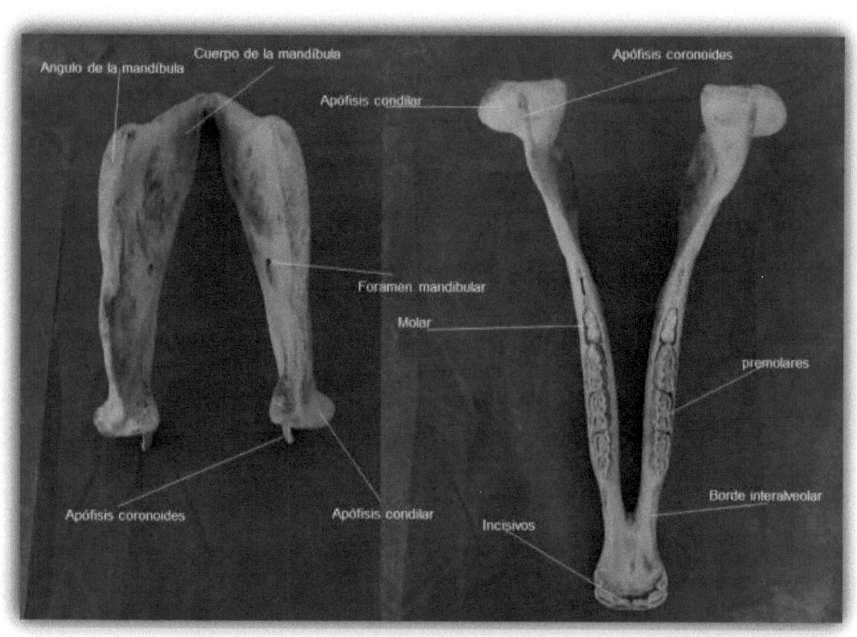


Figura 6. Mandíbula inferior.

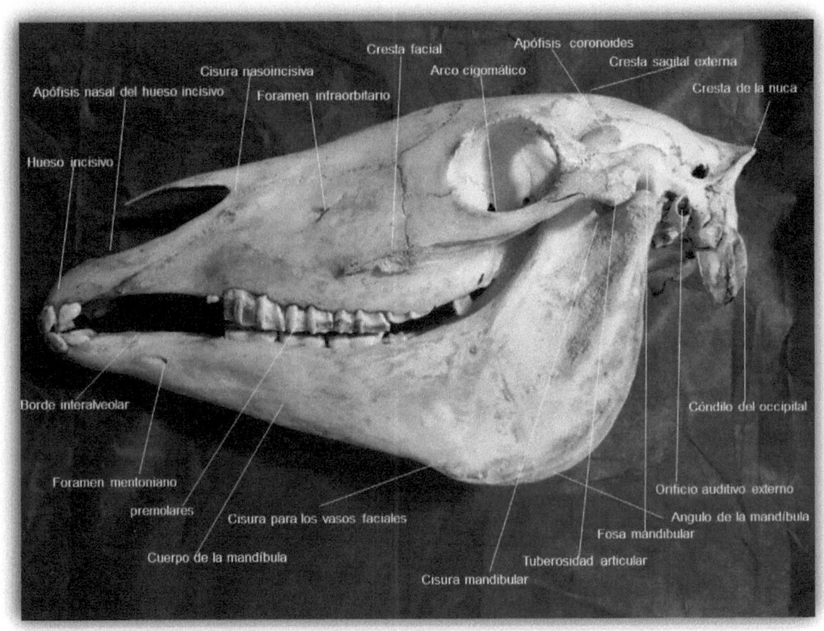


Figura 7. Vista lateral del cráneo y mandíbula equina.

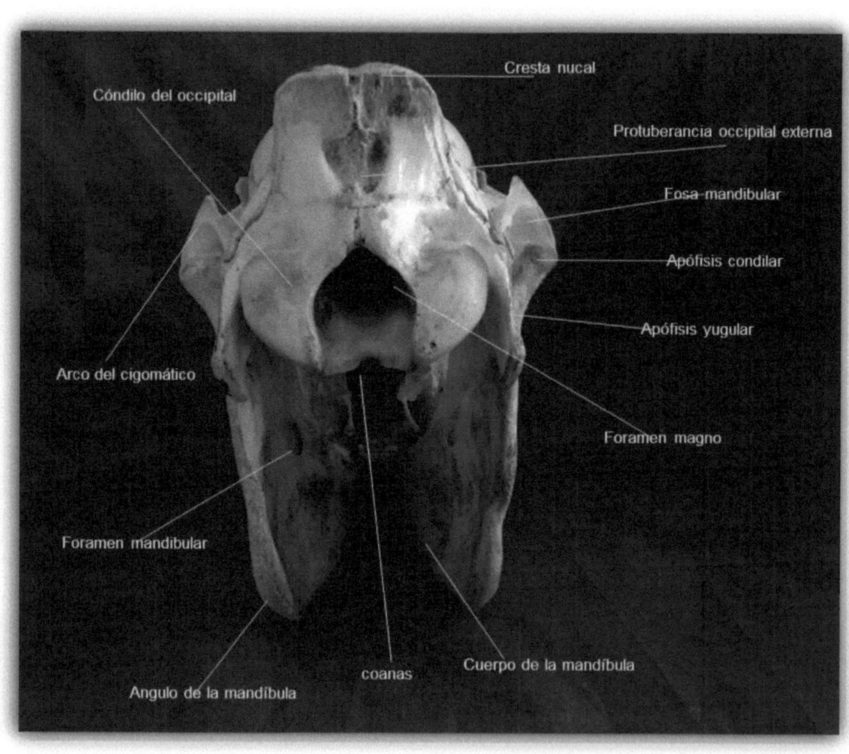


Figura 8. Vista caudal del cráneo y mandíbula equina.

34

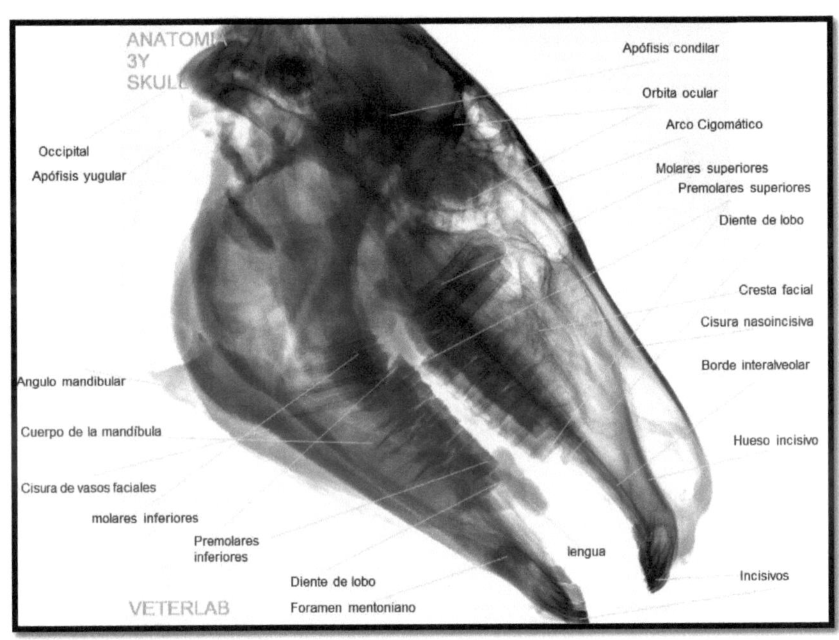


Figura 9. Radiografía lateral izquierda de equino de tres años de edad.

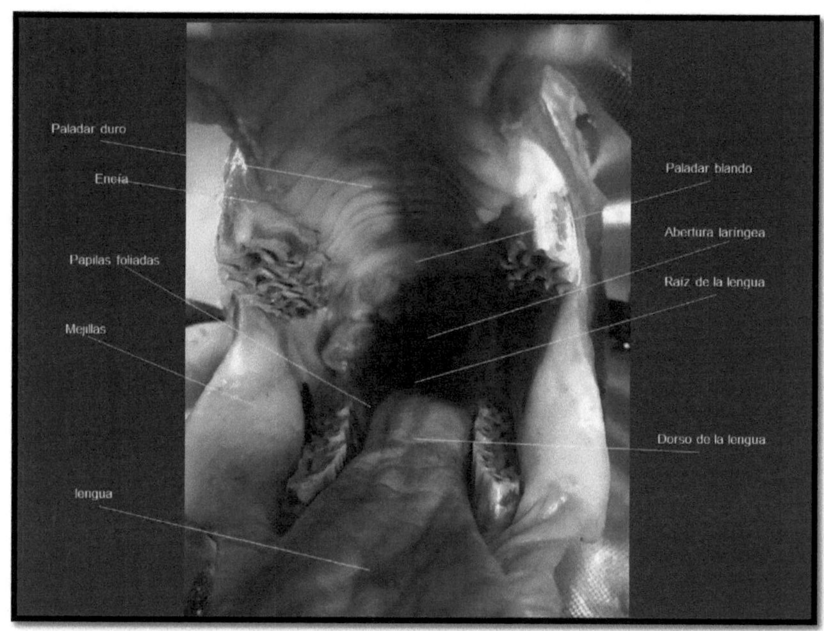


Figura 10. Vista interna de la boca.

# BIBLIOGRAFÍA

Frandson, R. D., y Spurgeon, T. L. 1995. Anatomía y fisiología de los animales domésticos. Interamericana/McGraw-Hill.

Sisson, S., y Grossman, J. D. 2003. Anatomía de los animales domésticos . Barcelona: Masson .

# CAPÍTULO III.
# NUTRICIÓN

*ALIMENTACIÓN
*FORRAJES
*GRANOS
*REQUERIMIENTOS NUTRICIONALES

**Alimentación**

El caballo es un animal herbívoro sin rumen, pero tiene una fermentación microbiana en el intestino posterior exactamente en el ciego y colon, por lo que el caballo puede consumir alimentos fibrosos. Existen microorganismos en el intestino de los equinos muy similares a los de los rumiantes principalmente son bacterias, protozoarios y hongos.

Existe una fermentación en el ciego que da la producción de dióxido de carbono, ácidos grasos volátiles, principalmente acetato, propionato y butirato. Asimismo, origina metano, pero en pocas cantidades, aproximadamente menos del 3 % de la cantidad de alimento que ingirió.

Los ácidos grasos volátiles se absorben muy fácil en el intestino posterior y son utilizados como fuente de energía. Se dice que el 30 % o más de la energía que utiliza el caballo vienen de estos ácidos grasos volátiles. El propionato también puede ser una fuente importante en la producción de glucosa, sin embargo, el acetato y el butirato no son gluconeogénicos.

El caballo no utiliza la fibra de los alimentos tan eficiente como los rumiantes debido a que la microflora del intestino grueso no tiene tanto tiempo para fermentar el alimento como los rumiantes y por esto mismo la digestión del equino es más rápida. Las bacterias del intestino posterior también producen vitaminas y proteínas hidrosolubles que no son utilizadas en gran cantidad, ya que el intestino posterior no tiene buena absorción de estas.

El caballo principalmente se alimenta de forrajes o alimentos equivalentes al forraje y debe de consumir más del 1 % de materia seca de su peso vivo. Debemos saber que al darle alimento a un caballo no solo estamos alimentando al caballo, sino también a los microorganismos del tracto digestivo. Por lo tanto, una alimentación adecuada ayuda con la disminución de casos de problemas digestivos como cólicos y otros.

Es preferible darle más repeticiones de alimento al caballo, sobre todo si la dieta es muy rica en energía y pobre en forraje, debemos ofrecerle por lo menos 3 comidas para no afectar la actividad microbiana y el líquido del intestino y con esto evitar trastornos digestivos.

**Forrajes**

Los forrajes son aquellas plantas o herbáceas que están en el suelo y sirven para la alimentación de algunos animales herbívoros, como el caballo. Existen diferentes tipos de producción forrajera, entre ellos los más importantes que son el heno y ensilajes.

El forraje ayuda a que exista una actividad microbiana normal en el tracto digestivo y aporta nutrientes como vitaminas, minerales, energía y proteínas. Se pueden ofrecer forrajes de pastos o de leguminosas. Es importante tener en cuenta el contenido nutricional y el costo de los alimentos que se ofrezcan a los caballos, sin dejar a un lado la palatabilidad para el animal. Asimismo, se debe contemplar la condición del forraje, es decir, que esté libre de mohos y hongos que puedan afectar. Los forrajes de leguminosas por lo regular tienen más porcentaje de proteína y son muy utilizados en yeguas lactantes y potrillos recién destetados por su gran requerimiento de proteínas.

**Granos**

La avena es uno de los principales granos utilizados en la alimentación del caballo por su palatabilidad y seguridad. Además, la avena es más proteica y menos energética que otros granos, se puede ofrecer entera o desmenuzarla. Si se desmenuza aumenta la digestibilidad de materia seca entre 5 y 7 %, y es recomendable desmenuzarla para la alimentación de potros chicos y caballos viejos que tienen problemas con su dentadura.

Por otra parte, el maíz es una excelente fuente energética, proporciona aproximadamente

el doble de energía que la avena, además el maíz es un ingrediente muy económico.

Cuadro 1. Requerimientos diarios de nutrientes del caballo maduro de 200 kg.

| Tipo | peso kg | GDP/Leche kg/diario | ED Mcal | PC g | Lys g | Ca g | P g |
|---|---|---|---|---|---|---|---|
| ***Adulto sin trabajo*** | | | | | | | |
| Mínimo | 200 | | 6.1 | 216 | 9.3 | 8.0 | 5.6 |
| Promedio | 200 | | 6.7 | 252 | 10.8 | 8.0 | 5.6 |
| Elevado | 200 | | 7.3 | 288 | 12.4 | 8.0 | 5.6 |
| ***Trabajo*** | | | | | | | |
| Ejercicio ligero | 200 | | 8.0 | 280 | 12.0 | 12.0 | 7.2 |
| Ejercicio moderado | 200 | | 9.3 | 307 | 13.2 | 14.0 | 8.4 |
| Ejercicio pesado | 200 | | 10.7 | 345 | 14.8 | 16.0 | 11.6 |
| Ejercicio muy pesado | 200 | | 13.8 | 345 | 17.3 | 16.0 | 11.6 |
| ***Sementales*** | | | | | | | |
| No cría | 200 | | 7.3 | 288 | 12.4 | 8.0 | 5.6 |
| Cría | 200 | | 8.7 | 316 | 13.6 | 12.0 | 7.2 |
| ***Yeguas preñadas*** | | | | | | | |
| Menos de 5 meses | 200 | | 6.7 | 252 | 10.8 | 8.0 | 5.6 |
| 5 meses | 201 | 0.05 | 6.8 | 274 | 11.8 | 8.0 | 5.6 |
| 6 meses | 203 | 0.07 | 7.0 | 282 | 12.1 | 8.0 | 5.6 |
| 7 meses | 206 | 0.10 | 7.2 | 291 | 12.5 | 11.2 | 8.0 |
| 8 meses | 209 | 0.13 | 7.4 | 304 | 13.1 | 11.2 | 8.0 |
| 9 meses | 214 | 0.16 | 7.7 | 319 | 13.7 | 14.4 | 10.5 |
| 10 meses | 219 | 0.21 | 8.1 | 336 | 14.5 | 14.4 | 10.5 |
| 11 meses | 226 | 0.26 | 8.6 | 357 | 15.4 | 14.4 | 10.5 |
| ***Yeguas lactantes*** | | | | | | | |
| 1 mes | 200 | 6.52 | 12.7 | 614 | 33.9 | 23.6 | 15.3 |
| 2 meses | 200 | 6.48 | 12.7 | 612 | 33.8 | 23.6 | 15.2 |
| 3 meses | 200 | 5.98 | 12.2 | 587 | 32.1 | 22.4 | 14.4 |
| 4 meses | 200 | 5.42 | 11.8 | 559 | 30.3 | 16.7 | 10.5 |
| 5 meses | 200 | 4.88 | 11.3 | 532 | 28.5 | 15.8 | 9.9 |
| 6 meses | 200 | 4.36 | 10.9 | 506 | 26.8 | 15.0 | 9.3 |
| ***Crecimiento*** | | | | | | | |
| 4 meses | 67 | 0.34 | 5.3 | 268 | 11.5 | 15.6 | 8.7 |
| 6 meses | 86 | 0.29 | 6.2 | 270 | 11.6 | 15.5 | 8.6 |
| 12 meses | 128 | 0.18 | 7.5 | 338 | 14.5 | 15.1 | 8.4 |
| 18 meses | 155 | 0.11 | 7.7 | 320 | 13.7 | 14.8 | 8.2 |
| 24 meses | 172 | 0.07 | 7.5 | 308 | 13.2 | 14.7 | 8.1 |

(NRC, 2012).

Cuadro 2. Requerimientos diarios de nutrientes del caballo maduro de 400 kg.

| Tipo | peso kg | GDP/Leche kg/diario | ED Mcal | PC g | Lys g | Ca g | P g |
|---|---|---|---|---|---|---|---|
| **Adulto sin trabajo** | | | | | | | |
| Mínimo | 400 | | 12.1 | 432 | 18.6 | 16.0 | 11.2 |
| Promedio | 400 | | 13.3 | 504 | 21.7 | 16.0 | 11.2 |
| Elevado | 400 | | 14.5 | 576 | 24.8 | 16.0 | 11.2 |
| **Trabajo** | | | | | | | |
| Ejercicio ligero | 400 | | 16.0 | 559 | 24.1 | 24.0 | 14.4 |
| Ejercicio moderado | 400 | | 18.6 | 614 | 26.4 | 28.0 | 16.8 |
| Ejercicio pesado | 400 | | 21.3 | 689 | 29.6 | 32.0 | 23.2 |
| Ejercicio muy pesado | 400 | | 27.6 | 804 | 34.6 | 32.0 | 23.2 |
| **Sementales** | | | | | | | |
| No cría | 400 | | 14.5 | 576 | 24.8 | 16.0 | 11.2 |
| Cría | 400 | | 17.4 | 631 | 27.1 | 24.0 | 14.4 |
| **Yeguas preñadas** | | | | | | | |
| Menos de 5 meses | 400 | | 13.3 | 504 | 21.7 | 16.0 | 11.2 |
| 5 meses | 403 | 0.11 | 13.7 | 548 | 23.6 | 16.0 | 11.2 |
| 6 meses | 407 | 0.15 | 13.9 | 563 | 24.2 | 16.0 | 11.2 |
| 7 meses | 412 | 0.19 | 14.3 | 583 | 25.1 | 22.4 | 16.0 |
| 8 meses | 419 | 0.26 | 14.8 | 607 | 26.1 | 22.4 | 16.0 |
| 9 meses | 427 | 0.33 | 15.4 | 637 | 27.4 | 28.8 | 21.0 |
| 10 meses | 439 | 0.42 | 16.2 | 673 | 28.9 | 28.8 | 21.0 |
| 11 meses | 453 | 0.52 | 17.1 | 714 | 30.7 | 28.8 | 21.0 |
| **Yeguas lactantes** | | | | | | | |
| 1 mes | 400 | 13.04 | 25.4 | 1228 | 67.8 | 47.3 | 30.6 |
| 2 meses | 400 | 12.96 | 25.3 | 1224 | 67.5 | 47.1 | 30.5 |
| 3 meses | 400 | 11.96 | 24.5 | 1174 | 64.2 | 44.7 | 28.8 |
| 4 meses | 400 | 10.84 | 23.6 | 1118 | 60.5 | 33.3 | 20.9 |
| 5 meses | 400 | 9.76 | 22.7 | 1064 | 57.0 | 31.6 | 19.7 |
| 6 meses | 400 | 8.72 | 21.8 | 1012 | 53.5 | 30.0 | 18.6 |
| **Crecimiento** | | | | | | | |
| 4 meses | 135 | 0.67 | 10.6 | 535 | 23.0 | 31.3 | 17.4 |
| 6 meses | 173 | 0.58 | 12.4 | 541 | 23.3 | 30.9 | 17.2 |
| 12 meses | 257 | 0.36 | 15.0 | 677 | 29.1 | 30.1 | 16.7 |
| 18 meses | 310 | 0.23 | 15.4 | 639 | 27.5 | 29.6 | 16.5 |
| 24 meses | 343 | 0.14 | 15.0 | 616 | 26.5 | 29.3 | 16.3 |

(NRC, 2012).

Cuadro 3. Requerimientos diarios de nutrientes del caballo maduro de 500 kg.

| Tipo | peso kg | GDP/Leche kg/diario | ED Mcal | PC g | Lys g | Ca g | P G |
|---|---|---|---|---|---|---|---|
| **Adulto sin trabajo** | | | | | | | |
| Mínimo | 500 | | 15.2 | 540 | 23.2 | 20.0 | 14.0 |
| Promedio | 500 | | 16.7 | 630 | 27.1 | 20.0 | 14.0 |
| Elevado | 500 | | 18.2 | 720 | 31.0 | 20.0 | 14.0 |
| **Trabajo** | | | | | | | |
| Ejercicio ligero | 500 | | 20.0 | 699 | 30.1 | 30.0 | 18.0 |
| Ejercicio moderado | 500 | | 23.3 | 768 | 33.0 | 35.0 | 21.0 |
| Ejercicio pesado | 500 | | 26.6 | 862 | 37.1 | 40.0 | 29.0 |
| Ejercicio muy pesado | 500 | | 34.5 | 1004 | 43.2 | 40.0 | 29.0 |
| **Sementales** | | | | | | | |
| No cría | 500 | | 18.2 | 720 | 31.0 | 20.0 | 14.0 |
| Cría | 500 | | 21.8 | 789 | 33.9 | 30.0 | 18.0 |
| **Yeguas preñadas** | | | | | | | |
| Menos de 5 meses | 500 | | 16.7 | 630 | 27.1 | 20.0 | 14.0 |
| 5 meses | 504 | 0.14 | 17.1 | 685 | 29.5 | 20.0 | 14.0 |
| 6 meses | 508 | 0.18 | 17.4 | 704 | 30.3 | 20.0 | 14.0 |
| 7 meses | 515 | 0.24 | 17.9 | 729 | 31.3 | 28.0 | 20.0 |
| 8 meses | 523 | 0.32 | 18.5 | 759 | 32.7 | 28.0 | 20.0 |
| 9 meses | 534 | 0.41 | 19.2 | 797 | 34.3 | 36.0 | 26.3 |
| 10 meses | 548 | 0.52 | 20.2 | 841 | 36.2 | 36.0 | 26.3 |
| 11 meses | 566 | 0.65 | 21.4 | 893 | 38.4 | 36.0 | 26.3 |
| **Yeguas lactantes** | | | | | | | |
| 1 mes | 500 | 16.30 | 31.7 | 1535 | 84.8 | 59.1 | 38.3 |
| 2 meses | 500 | 16.20 | 31.7 | 1530 | 84.4 | 58.9 | 38.1 |
| 3 meses | 500 | 14.95 | 30.6 | 1468 | 80.3 | 55.9 | 36.0 |
| 4 meses | 500 | 13.55 | 29.4 | 1398 | 75.7 | 41.7 | 26.2 |
| 5 meses | 500 | 12.20 | 28.3 | 1330 | 71.2 | 39.5 | 24.7 |
| 6 meses | 500 | 10.90 | 27.2 | 1265 | 66.9 | 37.4 | 23.2 |
| **Crecimiento** | | | | | | | |
| 4 meses | 168 | 0.84 | 13.3 | 669 | 28.8 | 39.1 | 21.7 |
| 6 meses | 216 | 0.72 | 15.5 | 676 | 29.1 | 38.6 | 21.5 |
| 12 meses | 321 | 0.45 | 18.8 | 846 | 36.4 | 37.7 | 20.9 |
| 18 meses | 387 | 0.29 | 19.2 | 799 | 34.4 | 37.0 | 20.6 |
| 24 meses | 429 | 0.18 | 18.7 | 770 | 33.1 | 36.7 | 20.4 |

(NRC, 2012).

Cuadro 4. Requerimientos diarios de nutrientes del caballo maduro de 600 kg.

| Tipo | peso kg | GDP/Leche kg/diario | ED Mcal | PC g | Lys g | Ca g | P g |
|---|---|---|---|---|---|---|---|
| ***Adulto sin trabajo*** | | | | | | | |
| Mínimo | 600 | | 18.2 | 648 | 27.9 | 24.0 | 16.8 |
| Promedio | 600 | | 20.0 | 756 | 32.5 | 24.0 | 16.8 |
| Elevado | 600 | | 21.8 | 864 | 37.2 | 24.0 | 16.8 |
| ***Trabajo*** | | | | | | | |
| Ejercicio ligero | 600 | | 24.0 | 839 | 36.1 | 36.0 | 21.6 |
| Ejercicio moderado | 600 | | 28.0 | 921 | 39.6 | 42.0 | 25.2 |
| Ejercicio pesado | 600 | | 32.0 | 1034 | 44.5 | 48.0 | 34.8 |
| Ejercicio muy pesado | 600 | | 41.4 | 1205 | 51.8 | 48.0 | 34.8 |
| ***Sementales*** | | | | | | | |
| No cría | 600 | | 21.8 | 864 | 37.2 | 24.0 | 16.8 |
| Cría | 600 | | 26.1 | 947 | 40.7 | 36.0 | 21.6 |
| ***Yeguas preñadas*** | | | | | | | |
| Menos de 5 meses | 600 | | 20.0 | 756 | 32.5 | 24.0 | 16.8 |
| 5 meses | 604 | 0.16 | 20.5 | 822 | 35.3 | 24.0 | 16.8 |
| 6 meses | 610 | 0.22 | 20.9 | 845 | 36.3 | 24.0 | 16.8 |
| 7 meses | 618 | 0.29 | 21.5 | 874 | 37.6 | 33.6 | 24.0 |
| 8 meses | 628 | 0.38 | 22.2 | 911 | 39.2 | 33.6 | 24.0 |
| 9 meses | 641 | 0.49 | 23.1 | 956 | 41.1 | 43.2 | 31.5 |
| 10 meses | 658 | 0.63 | 24.2 | 1009 | 43.4 | 43.2 | 31.5 |
| 11 meses | 679 | 0.78 | 25.7 | 1072 | 46.1 | 43.2 | 31.5 |
| ***Yeguas lactantes*** | | | | | | | |
| 1 mes | 600 | 19.56 | 38.1 | 1842 | 101.7 | 70.9 | 45.9 |
| 2 meses | 600 | 19.44 | 38.0 | 1836 | 101.3 | 70.7 | 45.7 |
| 3 meses | 600 | 17.94 | 36.7 | 1761 | 96.4 | 67.1 | 43.2 |
| 4 meses | 600 | 16.26 | 35.3 | 1677 | 90.8 | 50.0 | 31.4 |
| 5 meses | 600 | 14.64 | 34.0 | 1596 | 85.5 | 47.4 | 29.6 |
| 6 meses | 600 | 13.08 | 32.7 | 1518 | 80.3 | 44.9 | 27.9 |
| ***Crecimiento*** | | | | | | | |
| 4 meses | 202 | 1.01 | 15.9 | 803 | 34.5 | 46.9 | 26.1 |
| 6 meses | 259 | 0.87 | 18.6 | 811 | 34.9 | 46.4 | 25.8 |
| 12 meses | 385 | 0.54 | 22.5 | 1015 | 43.6 | 45.2 | 25.1 |
| 18 meses | 465 | 0.34 | 23.1 | 959 | 41.2 | 44.5 | 24.7 |
| 24 meses | 515 | 0.22 | 22.4 | 924 | 39.7 | 44.0 | 24.4 |

(NRC, 2012).

Cuadro 5. Requerimientos diarios de nutrientes del caballo maduro de 900 kg.

| Tipo | peso kg | GDP/Leche kg/diario | ED Mcal | PC g | Lys g | Ca g | P g |
|---|---|---|---|---|---|---|---|
| *Adulto sin trabajo* | | | | | | | |
| Mínimo | 900 | | 27.3 | 972 | 41.8 | 36.0 | 25.2 |
| Promedio | 900 | | 30.0 | 1134 | 48.8 | 36.0 | 25.2 |
| Elevado | 900 | | 32.7 | 1296 | 55.7 | 36.0 | 25.2 |
| *Trabajo* | | | | | | | |
| Ejercicio ligero | 900 | | 36.0 | 1259 | 54.1 | 54.0 | 32.4 |
| Ejercicio moderado | 900 | | 42.0 | 1382 | 59.4 | 63.0 | 37.8 |
| Ejercicio pesado | 900 | | 48.0 | 1551 | 66.7 | 72.0 | 52.2 |
| Ejercicio muy pesado | 900 | | 62.1 | 1808 | 77.7 | 72.0 | 52.2 |
| *Sementales* | | | | | | | |
| No cría | 900 | | 32.7 | 1296 | 55.7 | 36.0 | 25.2 |
| Cría | 900 | | 39.2 | 1421 | 61.1 | 54.0 | 32.4 |
| *Yeguas preñadas* | | | | | | | |
| Menos de 5 meses | 900 | | 30.0 | 1134 | 48.8 | 36.0 | 25.2 |
| 5 meses | 906 | 0.24 | 30.8 | 1233 | 53.0 | 36.0 | 25.2 |
| 6 meses | 915 | 0.33 | 31.4 | 1267 | 54.5 | 36.0 | 25.2 |
| 7 meses | 927 | 0.44 | 32.2 | 1311 | 56.4 | 50.4 | 36.0 |
| 8 meses | 942 | 0.57 | 33.3 | 1367 | 58.8 | 50.4 | 36.0 |
| 9 meses | 962 | 0.74 | 34.6 | 1434 | 61.7 | 64.8 | 47.3 |
| 10 meses | 987 | 0.94 | 36.4 | 1514 | 65.1 | 64.8 | 47.3 |
| 11 meses | 1019 | 1.17 | 38.5 | 1607 | 69.1 | 64.8 | 47.3 |
| *Yeguas lactantes* | | | | | | | |
| 1 mes | 900 | 29.34 | 54.4 | 2763 | 152.6 | 106.4 | 68.9 |
| 2 meses | 900 | 29.16 | 54.3 | 2754 | 152.0 | 106.0 | 68.6 |
| 3 meses | 900 | 26.91 | 52.4 | 2642 | 144.5 | 100.6 | 64.9 |
| 4 meses | 900 | 24.39 | 50.3 | 2516 | 136.2 | 75.0 | 47.1 |
| 5 meses | 900 | 21.96 | 48.3 | 2394 | 128.2 | 71.1 | 44.4 |
| 6 meses | 900 | 19.62 | 46.3 | 2277 | 120.5 | 67.4 | 41.8 |
| *Crecimiento* | | | | | | | |
| 4 meses | 303 | 1.52 | 23.9 | 1204 | 51.8 | 70.3 | 39.1 |
| 6 meses | 389 | 1.30 | 28.0 | 1217 | 52.3 | 69.5 | 38.7 |
| 12 meses | 578 | 0.82 | 33.8 | 1522 | 65.5 | 67.8 | 37.7 |
| 18 meses | 697 | 0.51 | 34.6 | 1438 | 61.8 | 66.7 | 37.1 |
| 24 meses | 773 | 0.32 | 33.7 | 1386 | 59.6 | 66.0 | 36.7 |

(NRC, 2012).

# BIBLIOGRAFÍA


Church, D., Pond, W., & Pond, K. 2017. Fundamentos de Nutricion Y Alimentacipn de Animales . Mexico : Limusa.

N.R.C. 1989. Nutrient requirements of horses. Fifth revised edition. Washington: National Academy Press.

N.R.C. 2012. Nutrient requirements of horses. Sixth revised edition. Washington D.C: Library of congress catalogin-in-publication data .

# CAPÍTULO IV.
# DIENTES

*COMPOSICIÓN
*NOMECLATURA DENTAL
*FORMULAS DENTALES
*MORFOLOGIA
*TIPOS DE DIENTES

**Composición**

Los dientes son estructuras papilares duras que están sujetas a los maxilares tanto el superior como el inferior, son órganos de presión y masticación principalmente, aunque también son herramienta de defensa El diente está dividido en tres partes que son la corona, el cuello y la raíz. La corona es aquella parte que sobresale de la encía (corona clínica) o esa parte que está cubierta por esmalte (corona dental) y presenta una forma cilíndrica o triangular. El cuello es la porción que une la corona con la raíz siendo esta ultima la parte del diente que esta incrustada en el alveolo mandibular, la cual en su extremidad inferior tiene una abertura por donde pasan nervios, venas y arterias llamado foramen apical o ápex.

El diente se constituye de sustancias blandas y duras, dentro de las sustancias blandas encontramos, la pulpa dentaria y el periodonto, y en las sustancias duras están, el esmalte, el cemento y la dentina o marfil.

**El esmalte**

Es una capa más superficial, de un grosor variable que envuelve y cubre a la dentina y da forma al exterior de la corona dental. Es el tejido más duro del organismo. Se distingue principal mente por su blancura y densidad y la limpieza. Su color puede variar desde un blanco azulado hasta un amarillo opaco. Su dureza se debe a que tiene un alto nivel de minerales tipo fosfato y fluoruro de calcio. Es la estructura más mineralizada del organismo y tan solo tiene del 2 al 8 % de materia orgánica, y en estudios por calcinación se ha encontrado que la mitad de estos porcentajes es humedad. El esmalte es el primero en terminar de calcificarse antes que los demás tejidos dentarios.

El esmalte está formado por unos vértices cilíndricos y paralelos que van desde la línea que delimita la dentina con el esmalte hasta la parte superficial de la corona. Estos prismas si se ven en un microscopio con un corte trasversal por lo general tienen una forma circular o hexagonal y su composición es una apatita o fluoroapatita.

**El cemento**

Es una sustancia parecida a la del hueso compacto, la más externa que cubre a la raíz formando una capa incrustada sobre la dentina de las raíces en todas las piezas dentales.

**Dentina**

Es un tejido óseo duro de color blanco amarillento producido por los odontoblastos, también conocida como sustancia fundamental, ya que es la principal parte del diente que va de la raíz a la corona cubriendo la superficie de la pulpa dentaria. La podemos diferenciar del hueso por ser más rica en minerales y una presencia menor de materia orgánica y carbonato de calcio y contiene hasta un 70 por ciento de apatita (sales minerales).

**La pulpa dentaria**

Es una especie de papila que emerge del fondo del alvéolo, que se aloja en el cornete dentario interno y está formado por tejido conjuntivo rica en nervios y vasos sanguíneos.

El periodonto es una membrana fibrosa cuya función es la de unión entre la pared del alveolo y la cara externa de la raíz.

Esponada mediante un análisis de los tejidos por calcinación obtuvo los siguientes resultados.

Cuadro 6. Composición química del diente.

|                      | **Esmalte** | **Dentina** | **Cemento** |
| -------------------- | ----------- | ----------- | ----------- |
| **Agua**             | 2.3 %       | 13.5 %      | 32.0 %      |
| **Materia orgánica** | 1.7 %       | 17.5 %      | 22.0 %      |
| **Cenizas**          | 96.0 %      | 69.0 %      | 46.0 %      |

**Nomenclatura dental**

Diferente a la nomenclatura dental de humanos la nomenclatura dental en equinos está dirigida por el sistema triada modificada que utiliza tres cifras para localizar cada diente numerado en cuatro cuadrantes en sentido de las manecillas del reloj empezando por el 101 que corresponde al primer incisivo superior derecho y terminado con la pieza 411 que corresponde al tercer molar inferior derecho.

Existe otro tipo de nomenclatura como el sistema tradicional en donde es numerado por grupo dental utilizando la primera letra y el número de la pieza por ejemplo I 1, C1, P2, M3.

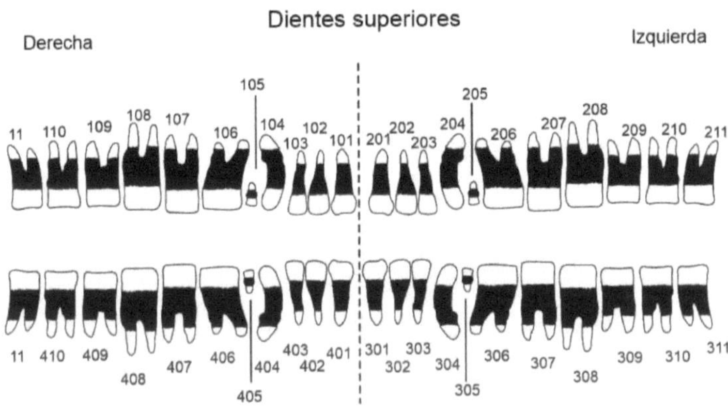


Dientes inferiores

Figura 11. Sistema triada modificada.

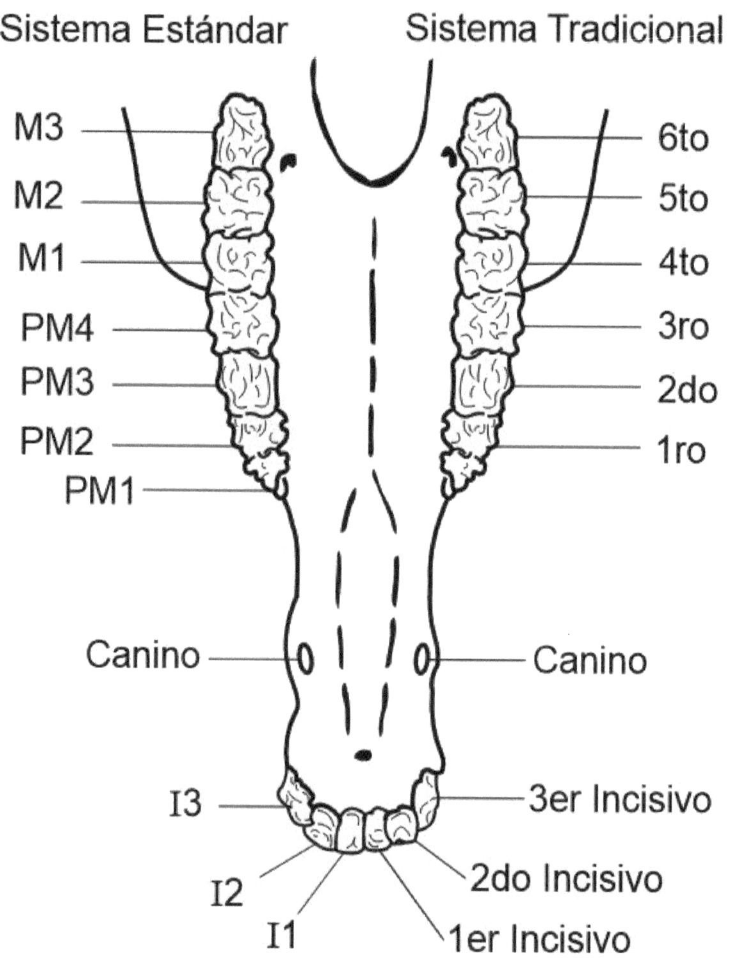


Figura 12. Nomenclatura dental de equinos.

**Formulas Dentales**

Al hablar de formula dentaria nos referimos a la manera de expresar el número de piezas dentales que tiene un animal, en forma de quebrados indicando en la parte superior el número de cada tipo de diente en el maxilar y, en la fracción inferior, la cantidad de dientes que tiene la mandíbula, pero solo de la mitad de la boca. Es decir que para saber el número total de piezas dentales que tiene un animal es necesario multiplicar los datos por dos. Esta fórmula varía según la edad, es desigual en los dientes temporales y en los permanentes

La fórmula dentaria en los equinos va relacionada con la edad y el sexo y es la siguiente:

Primera dentición que corresponde a los dientes temporales o de leche: 2(I 3/3, C 0/0, PM 3/3) = 24 pesas dentales para ambos sexos.

En la segunda dentición que son los dientes permanentes, si varía el número de piezas dentales según el sexo:

Machos: 2(I 3/3, C 1/1, PM 3-4/3-4, M 3/3) = 40-44 piezas dentales

Hembras: 2(I 3/3, C 0/0, PM 3-4/3-4, M 3/3) = 36-44 piezas dentales.

La diferencia en el número de dientes entre machos y hembras corresponde a que en las hembras generalmente los caninos estas ausentes, sin embargo, pueden llegar a aparecer en algunos casos. La variabilidad en el número de piezas dentarias en los premolares para ambos sexos corresponde a la presencia o ausencia del primer premolar, también conocido como "diente de lobo". Este diente puede presentarse tanto en la arcada superior como en la inferior, aunque es más probable la presencia en la superior, siendo más pequeño que los demás y raíces más cortas.

**Morfología**

Todos los dientes son diferentes morfológicamente sin embargo tienen características que son compatibles para todas las piezas. Se divide para su estudio en tres partes cada pieza dental las cuales son; raíz cuello y corona.

Para localizar mejor las caras de los dientes debemos dividir la boca con una línea imaginaria en dos lados izquierdo y derecho. Si comparamos la pieza dental con un cubo podemos ver que tiene 6 caras de las cuales dos son perpendiculares con su propio eje y 4 caras son paralelas a su propio eje las cuales son llamadas axiales. De las dos caras restantes que son perpendiculares al eje una se llama cara oclusal o masticatoria y el otro es el plano cervical que une la raíz a la corona en el cuello.

**Caras axiales**

Tienen el nombre de caras axiales porque están paralelas al eje longitudinal del diente. Existen cuatro caras axiales dos hacen contacto o están próximas a los dientes de enseguida.

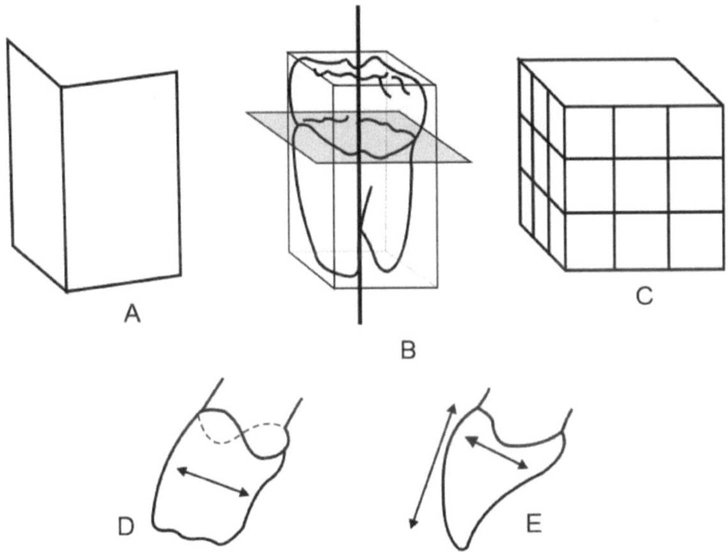



Figura 13. Representación de caras axiales.

**Cara Mesial**

Esta cara es la que está más cerca o más próxima al plano medio de la cabeza (del griego meso, en medio).

**Cara Distal**

Esta es la cara que está más alejada o distante del plano medio de la cabeza. Las otras dos caras restantes se les llaman caras libres porque no hacen contacto con alguna otra estructura anatómica y cuando hacen contacto con la lengua, labios o carrillos puede ser interrumpido este contacto.

**Cara Vestibular**

Se le denomina cara vestibular en las piezas posteriores a la cara del diente que está en contacto con el vestíbulo lateral de la cavidad bucal y en los dientes anteriores a la cara que hace contacto con los labios tiene el nombre de cara labial.

**Cara Lingual**

Se le nombra cara lingual a toda aquella parte del diente que este en contacto con la lengua tanto en piezas anteriores como en piezas posteriores y superior e inferior. En las piezas superiores, aunque estén más alejadas de la lengua si puede hacer contacto con la lengua.

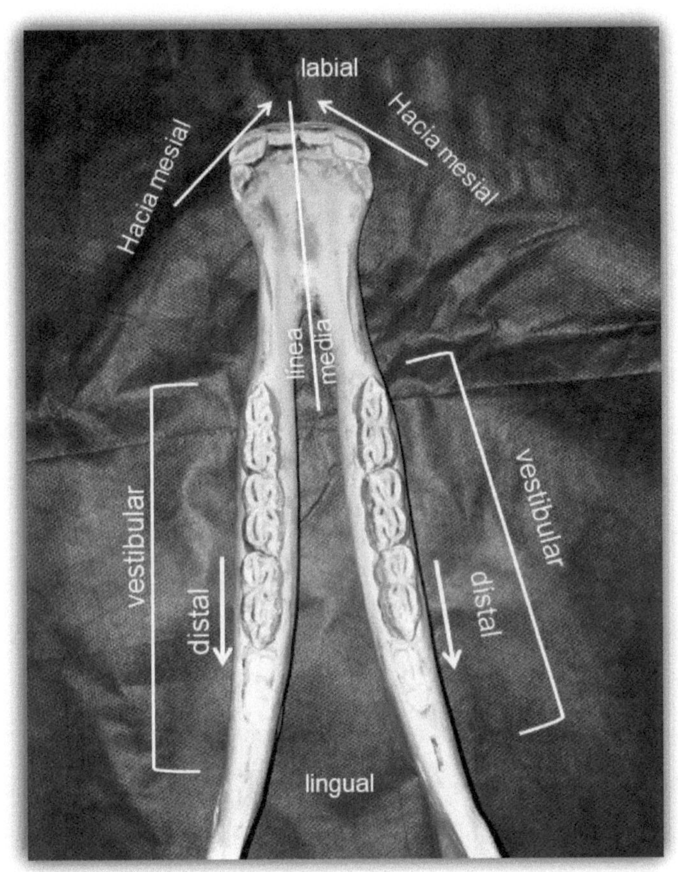


Figura 14. Caras axiales.

**Tipos de Dientes**

Los dientes de los caballos están clasificados como heterodontes debido a que tiene diferentes tipos de dientes tales como los incisivos, caninos, premolares y molares, también son catalogados como difiodonto, ya que tienen dos tipos de dentadura la dentadura temporal o de leche y la dentadura permanente o de cemento. En las primeras semanas de vida aparecen los primeros dientes de leche que estos después serán remplazados por los dientes permanentes que acompañarán al animal en toda su vida.

Los dientes de los caballos se dividen en cuatro grupos diferentes dependiendo de su forma posición y función y estos son: incisivos, caninos, premolares y molares.

**Incisivos**

Están ubicados adelante e incrustado en el premaxilar y en la mandibula, formando entre los 6 incisivos un semicírculo. Su principal función es la de cortar zacate. En su corona existe la presencia de una cavidad o invaginación cubierta de esmalte y cemento con una profundidad mayor a un centímetro conocida como infundíbulo o corneto. Conforme el diente se va desgastando aparece un anillo central de esmalte aparte del esmalte periférico, dicha cavidad se va haciendo obscura por el alimento que se deposita tiene el nombre de marca o copa. La abertura del infundíbulo es grande y redonda en su parte más profunda y va disminuyendo progresivamente el tamaño inclinándose a la parte lingual de la pieza. La parte distal de la cavidad pulposa atraviesa por el lado lingual del infundíbulo, es por esto por lo que conforme se va desgastando el diente la cavidad pulposa que estaba cerrada por una capa de dentina se manifiesta sobre la parte oclusal conocida como estrella dentaria antes de que el infundíbulo se desaparezca por completo. Cada pieza se desgasta uniformemente desde la corona hasta su vértice y se curvan longitudinalmente. La raíz es la parte apical y una parte se le puede llamar corona de reserva por que avanza desde el alvéolo. Cuando los incisivos empiezan a desgastarse aproximadamente tienen una longitud de 7 cm y la superficie oclusal mayor mediolateral que rostrocaudal.

Los incisivos superiores son más anchos y convexos que las piezas inferiores. Las superficies labiales o vestibulares son más planas trasversalmente que la superficie lingual. Los incisivos superiores de los extremos son más anchos que los inferiores. En la cara labial del incisivo superior aparece un surco longitudinal que inicia a la mitad de la superficie oclusal hacia el vértice y continúa tres cuartos aproximadamente del vértice si lo midiéramos en un diente sin desgaste.

La corona se encuentra cubierta por la encía es por esto por lo que mide menos en cadáveres o animales vivos que en una calavera. parte del extremo apical del diente se encuentra abierto al principio y se va cerrando progresivamente porque se adhiere la dentina y el cemento con excepción de un pequeño foramen por el que pasan vasos y nervios. La forma oclusal del diente a medida que se va desgastando va cambiando desde una forma ovalada luego una forma circular y por último una forma triangular a rectangular. Los incisivos superiores y los inferiores irrumpen al mismo tiempo. El cambio de forma del infundíbulo, la aparición de la estrella dentaria y la desaparición del infundíbulo ocurren por lo general del primer incisivo al tercer incisivo, pero en algunos casos puede desaparecer primero en el incisivo extremo antes que en los otros dos. El infundíbulo de los dientes superiores se encuentra más hondo que en el de los dientes inferiores y el infundíbulo de los dientes inferiores desaparece más tarde. Los incisivos más proximales al plano medial son llamados pinzas o palas, enseguida hacia distal de estos mismos son llamados medios o medianos y los más distales se llaman cuñas o extremos.

El surco longitudinal de la parte vestibular del incisivo superior por lo general hace presencia a los 10 años del extremo de la encía hacia la parte oclusal de la pieza dental llegado a la parte oclusal a los 20 años aproximadamente. Luego comienza a desaparecer el surco del lado de la encía hasta desaparecer por completo en el lado oclusal del incisivo a los 30 años.

La estrella dentaria aparece a los 8 años en el primer incisivo y después aparece en los otros incisivos. En un principio la estrella dentaria aparece en la parte oclusal den incisivo en un lado rostral al infundíbulo y conforme el infundíbulo se va haciendo pequeño y circular la estrella dentaria va creciendo hasta que el infundíbulo desaparece y solo queda la estrella dentaria en la parte oclusal del incisivo.

Para poder diferenciar los dientes temporales de los permanentes es necesario saber que los dientes temporales son más blancos, más largos que anchos, son más pequeños, la superficie oclusal es más ovalada, son lisos sin surcos en la cara labial, su cuello está bien definido y marcado en la inserción con la encía y el infundíbulo es de menor profundidad. Los dientes permanentes son de un color más manchado de amarillo a marrón, son más grandes, son más largos que anchos como rectangulares y presentan surcos en su cara labial.

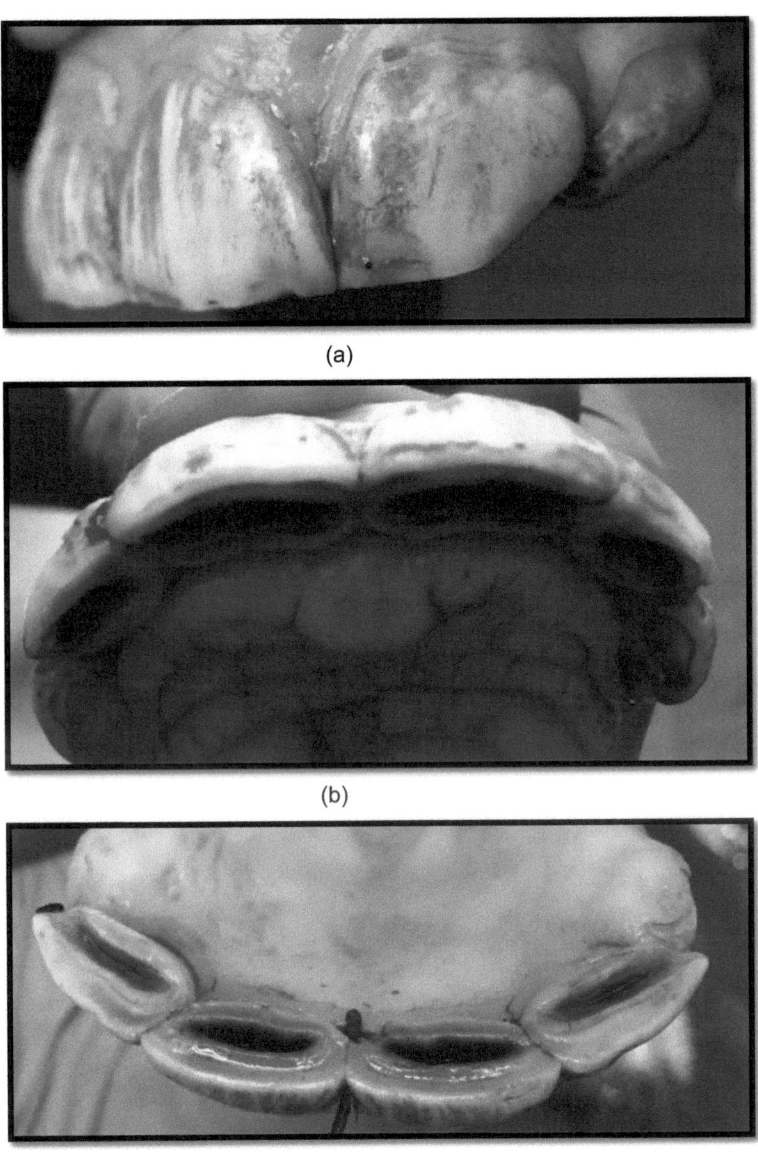

(a)

(b)

(c)
Figura 15. Incisivos (a) labial, (b) palatina y (c) ventral.

**Caninos**

Los caninos están ubicados después de los incisivos de vestibular a craneal y la principal función es la de desgarrar a los alimentos. Estos solo están presentes en la dentadura permanente. El diastema o barra es el espacio interdental que existe entre los caninos y premolares y este es más grande cuando hay ausencia de caninos. Los caninos por lo general solo aparecen en los machos y están ausentes en las yeguas. El canino superior se encuentra ubicado en un punto intermedio rostral entre el último incisivo y los primeros premolares, y divide el diastema que existe entre incisivos y premolares. Sin embargo, los caninos inferiores se encuentran ubicados en un punto más cercano al último incisivo. Los caninos superiores por lo general nunca hacen contacto con los caninos inferiores cuando esta la boca cerrada, aunque existe un desgaste por los alimentos. Son unos dientes pequeños y sencillos con ausencia de un infundíbulo y tienen la cavidad pulposa larga y la raíz abierta. Este diente se curva ligeramente desde el alveolo conforme va pasando la edad.

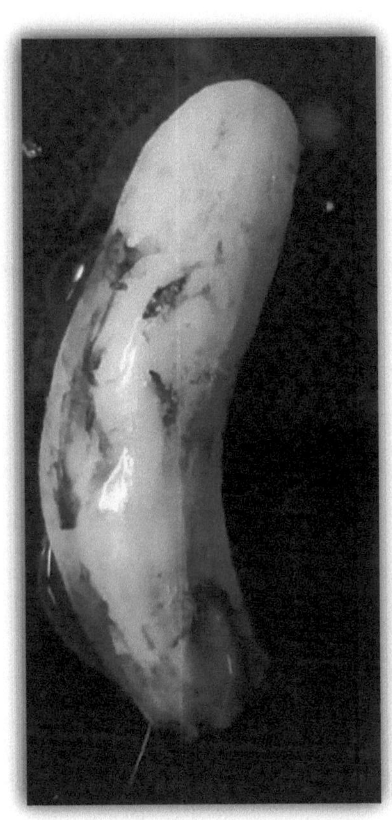

Figura 16. Diente canino.

**Premolares y Molares**

Los premolares y molares están ubicados al final después de los caninos apareciendo primero los premolares y los molares son los últimos y solo aparecen en la dentadura de cemento. Su función es la de triturar y moler el alimento, el primer premolar, también llamado diente de lobo "dens lupinus" es común que esté ausente y cuando existe la presencia este es un diente muy pequeño. Los demás premolares y molares son muy similares entre sí, son grandes y presentan una forma cuadrangular con excepción del segundo premolar y el ultimo molar que este solo tiene tres lados. Cada pieza presenta 2 infundíbulos profundos. Gran parte de la corona está sumergida dentro del alveolo y a medida que la pieza dental avanza desde el alveolo queda una corona funcional de 2 cm aproximadamente en el ápice de la corona están las raíces mismas que se van cerrando con el tiempo por el adherimiento de dentina y cemento por lo cual cuando el caballo tiene 14 años casi están cerradas salvo el foramen apical. La parte oclusal de estos dientes son molariformes y tienen configuración lofodontica. La parte caudal en el tercer molar es más comprimida. En la parte superficial bucal de cada pieza superior existe la presencia de dos surcos longitudinales anchos que son separados uno del otro por una cresta saliente angosta. Cada pieza superior está ligeramente más inclinada hacia el lado bucal donde podemos apreciar más su corona. Los molares lateralmente cuentan con dos raíces y una gruesa en la parte medial que tiende a ser doble. El premolar 2 es el más corto de los molares luego le sigue el molar 1.

Los molares y premolares inferiores forman una línea recta mandibular y son inclinados en su parte oclusal al lado opuesto que las piezas superiores, es decir que están ligeramente inclinados hacia el lado lingual. El espacio que existe entre la línea izquierda y derecha es menor en las piezas inferiores que en las piezas superiores. La superficie oclusal de los molares inferiores tiene contacto con la parte lingual de la superficie oclusal de los molares superiores. En los molares superiores existen cinco divisiones de la cavidad pulposa por lo cual en la parte oclusal de las piezas dentales existen cinco estrellas dentarias, cada estrella es un pico levemente desgastado en la parte inferior. El esmalte interno y externo es más duro que la dentina por lo cual el esmalte se desgasta más lentamente. El infundíbulo en un principio es incompleto en el borde lingual de la parte oclusal y a medida que se va desgastando se hace más completo. La cavidad pulposa de los molares inferiores cuenta con dos divisiones principales y barios divertículos secundarios que cada uno de estos corresponde a una estrella dentaria. Se presentan tres divertículos linguales. Cada cavidad pulposa tiene un divertículo adicional lingual en la parte caudal y rostral de la pieza dental.

Del lado contrario en los molares superiores se denominan paraconos y metaconos a las cúspides bucales y protoconulos, protoconos e hipoconos a las cúspides linguales. Las cúspides linguales de los molares inferiores tienen el nombre de protoconúlidas, metaconoides, metastilos, entoconoides e hipoconúlides y las cúspides de lado bucal son llamadas, protoconoides e hipoconoides. En el segundo premolar las protoconúlidas y en el tercer molar las hipoconúlidas son mayores porque estos molares son el final de la serie dental.

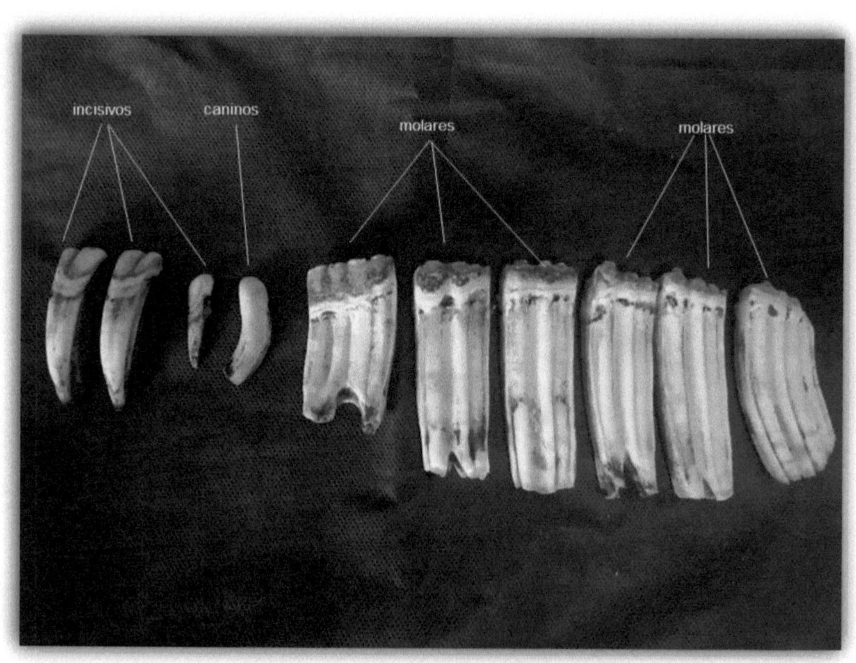



Figura 17. Piezas dentales inferiores.

# CAPÍTULO V.
# ESTIMACIÓN DE LA EDAD

El presente capítulo muestra imágenes e información descriptiva sobre la identificación de edad en los equinos observando su dentadura. Encontrará fotos claras con una descripción enseguida explicando cada imagen para que la entienda mejor y pueda determinar edades de algún caballo.

Cuadro 7. Estimación de la edad equina.

| Primera etapa: 15 días | |
| --- |

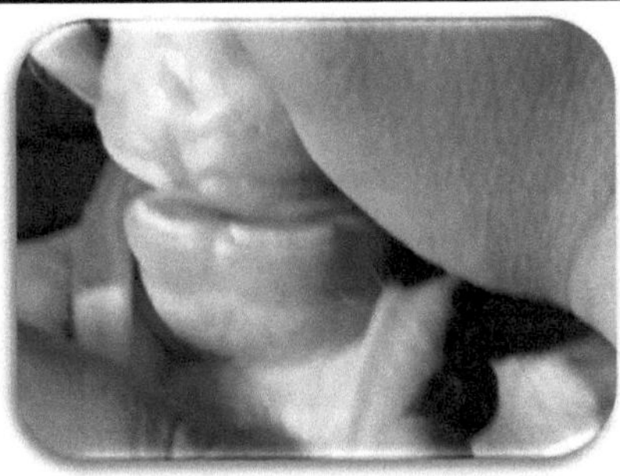

A los 15 días de nacido empiezan a aparecer los primeros incisivos temporales.

| Segunda etapa: 6 meses | |
| --- |

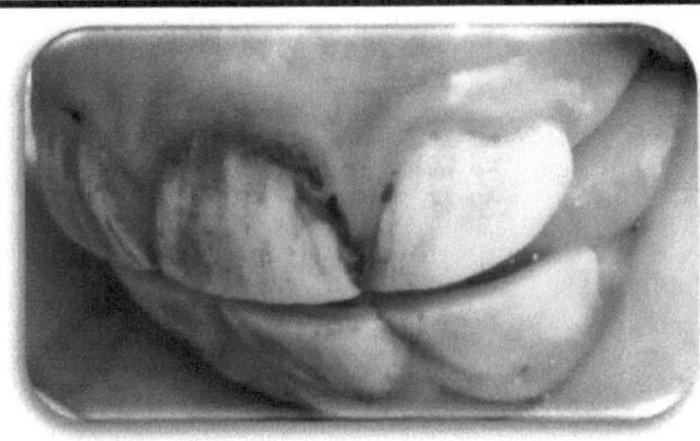

Presencia de:

-Primer incisivo temporal: presente y en crecimiento.

-Segundo incisivo temporal: presente y en crecimiento.

-Tercer incisivo temporal: no

En esta etapa de 6 meses de edad se encuentran presentes los primeros y segundos incisivos de leche estando aún ausentes los terceros incisivos.

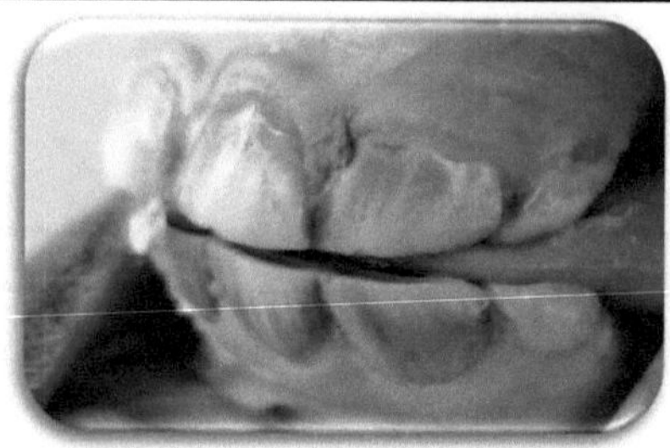

Presencia de:

-Primer incisivo temporal: presente alcanzando el razamiento.

-Segundo incisivo temporal: presente y en crecimiento.

-Tercer incisivo temporal: presente y en crecimiento.

En esta etapa de un año se encuentra presente los primeros incisivos alcanzando el razamiento, mientras que los segundos y terceros también presentes están en crecimiento.

**Cuarta etapa (18 meses): 1 año y medio**

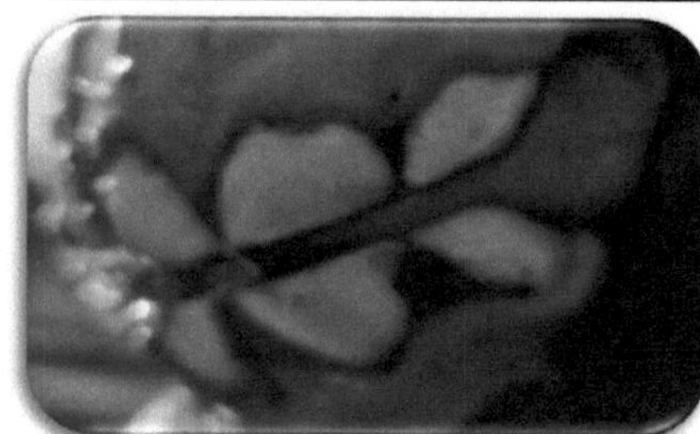

Presencia de:

-Primer incisivo temporal: presente alcanzando rasamiento

-Segundo incisivo temporal: presente alcanzando rasamiento

-Tercer incisivo temporal: presente en crecimiento

En esta etapa de 18 meses de edad se encuentran presentes los primeros y segundos incisivos de leche alcanzando rasamiento, mientras los terceros incisivos de leche están en crecimiento

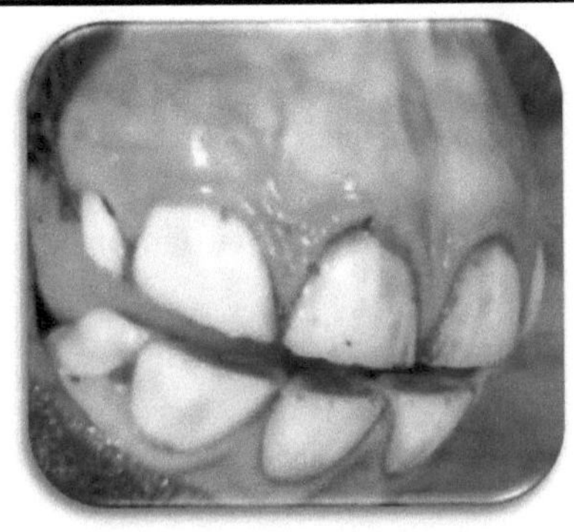

Presencia de:

-Primer incisivo temporal: presente y alcanzando el rasamiento.

-Segundo incisivo temporal: presente y alcanzando el rasamiento.

-Tercer incisivo temporal: presente y alcanzando el rasamiento.

En esta etapa, a los dos años podemos encontrar los primeros, segundos y terceros incisivos temporales presentes y alcanzando su rasamiento.

**Sexta etapa de (30 meses): 2 años y medio**

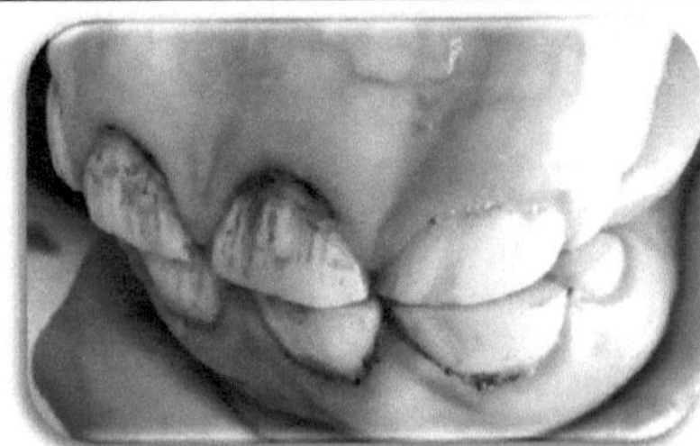

Presencia de:

-Primer incisivo temporal: presente alcanzando el rasamiento a punto de mudar.

-Segundo incisivo temporal: presente y alcanzando el rasamiento.

-Tercer incisivo temporal: presente y alcanzando el rasamiento.

En esta etapa de dos años y medio ocurre la muda de los primeros incisivos podemos observar la encía inflamada.

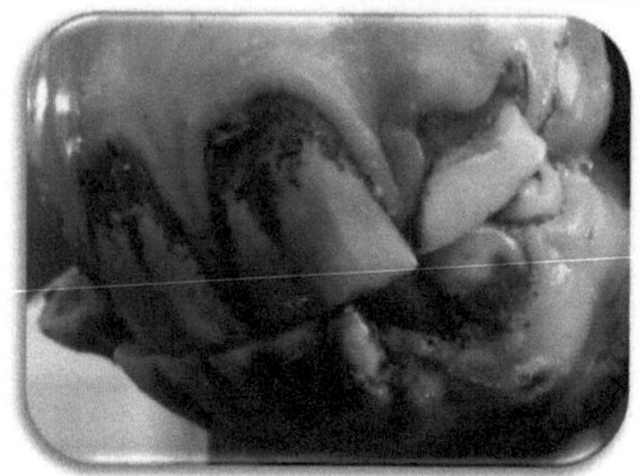

Presencia de:

-Primer incisivo: presentes primeros incisivos permanentes alcanzando el rasamiento.

-Segundo incisivo: presente piezas temporales.

-Tercer incisivo: presentes piezas temporales

En esta etapa podemos observar presente y alcanzando el rasamiento únicamente los primeros incisivos permanentes, los segundos y terceros incisivos aún son temporales.

Podemos diferenciar las piezas temporales por la forma y el color.

**Octava etapa (42 meses): 3 años y medio**

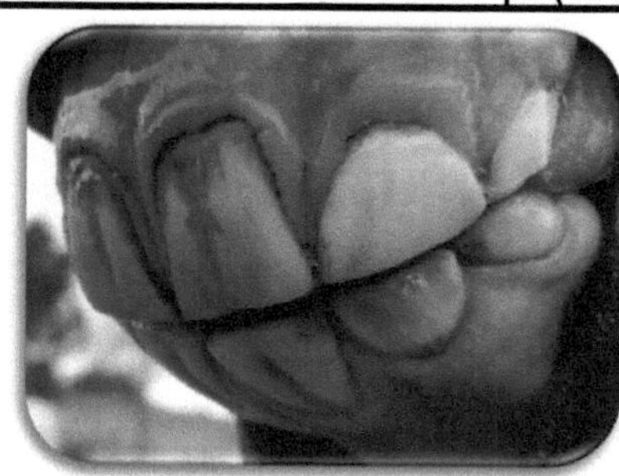

Presencia de:

-Primer incisivo: presentes primeros incisivos permanentes alcanzando el rasamiento.

-Segundo incisivo: pueden estar presentes recién erupcionados permanentes o ausentes (en muda).

-Tercer incisivo: presentes piezas temporales.

En esta etapa podemos observar presente y alcanzando el rasamiento, únicamente los primeros incisivos permanentes, los segundos en muda y los terceros incisivos aún son temporales.

Podemos diferenciar las piezas temporales por la forma y el color.

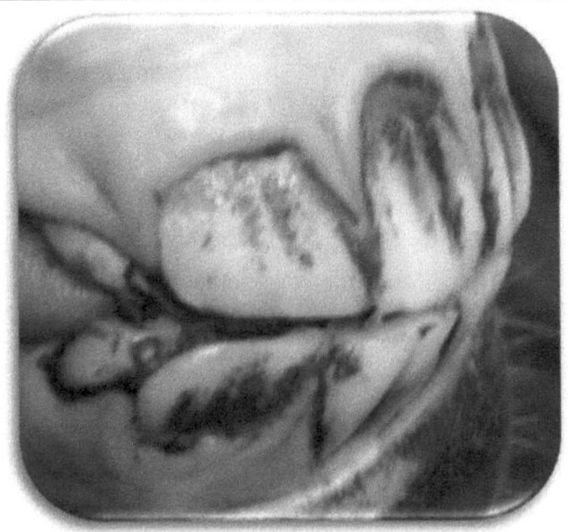

Presencia de:

-Primer incisivo: presentes primeros incisivos permanentes alcanzando el rasamiento.

-Segundo incisivo: presente segundos incisivos permanentes alcanzando el rasamiento.

Tercer incisivo: presentes piezas temporales.

En esta etapa de 4 años podemos observar los primeros y segundos incisivos permanentes presentes y alcanzando el rasamiento, mientras que los terceros incisivos aún son temporales. Podemos diferenciar las piezas temporales por la forma y el color.

**Décima etapa (54 meses): 4 años y medio**

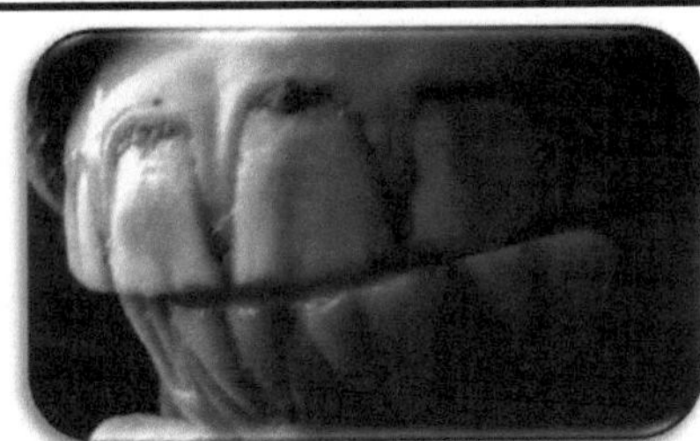

Presencia de:

-Primer incisivo: presentes primeros incisivos permanentes alcanzando el rasamiento.

-Segundo incisivo: presente segundos incisivos permanentes alcanzando el rasamiento.

Tercer incisivo: se encuentran en muda

En esta etapa de 4 años y medio podemos observar los primeros y segundos incisivos permanentes presentes y alcanzando el rasamiento, mientras que los terceros incisivos están en muda a punto de caerse

Podemos observar la inflamación de la encía de los terceros incisivos y el desgaste excesivo de estos mismos indicándonos que están apunto caerse para ser remplazados por los permanentes.

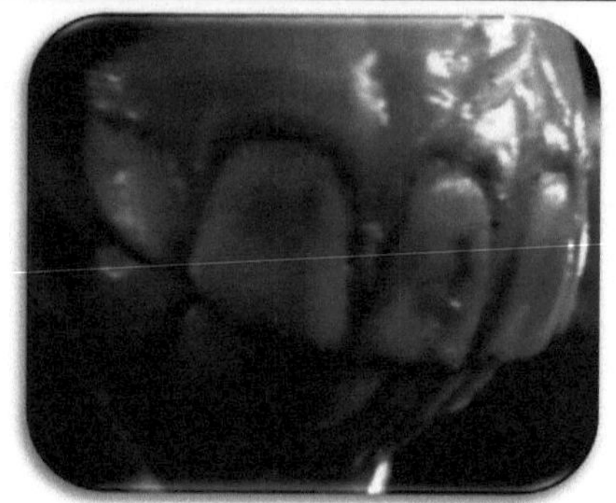

Presencia de:

-Primer incisivo: presentes primeros incisivos permanentes alcanzando el rasamiento.

-Segundo incisivo: presente segundos incisivos permanentes alcanzando el rasamiento.

-Tercer incisivo: presentes terceros incisivos permanentes alcanzando el rasamiento.

En esta etapa de 5 años podemos observar los primeros, segundos y terceros incisivos permanentes presentes y alcanzando el rasamiento.

Se dice que tiene la boca hecha por que cuenta con todas sus piezas dentales permanentes y al rasamiento.

# CAPÍTULO VI.
# TABULADOR DE EDADES

Cuadro 8. Tabulador de edades.

| Meses | Años | Dientes temporales | | Dientes permanentes | | Incisivos | | |
|---|---|---|---|---|---|---|---|---|
| | | Erupción | Rasamiento | Muda | Rasamiento | Primeros | Segundos | Terceros |
| | 0 días | 1T | | | | 1T | | |
| 2 | 2 meses | 1T | | | | | 1T | |
| 6 | 6 meses | 1T | | | | | | 1T |
| 12 | 1 año | | 2T | | | 2T | | |
| 18 | 1 año y medio | | 2T | | | 2T | 2T | |
| 24 | 2 años | | 2T | | | 2T | 2T | 2T |
| 30 | 2 años y medio | | | 3 | | 3 | 2T | 2T |
| 36 | 3 años | | | | 4P | 4P | 2T | 2T |
| 42 | 3 años y medio | | | 3 | 4P | 4P | 3 | 2T |
| 48 | 4 años | | | | 3 | 3 | 3 | 2T |
| 54 | 4 años y medio | | | 3 | 4P | 4P | 4P | 3 |
| 60 | 5 años | | | | 4P | 4P | 4P | 4P |

Erupción dientes temporales: 1T
Rasamiento dientes temporales: 2T
Muda: 3
Rasamiento dientes permanentes: 4P

# BIBLIOGRAFÍA

Aguera Carmona, E., y Sandoval Juárez, J. 1999. Anatomía aplicada del caballo. Harcourt Brace.

Bennett, D. G. 2001. Bits and bitting: form and function. In Proceedings of the American Association of Equine Practitioners. Vol. 47, pp. 130-141.

Caldeira , R., Fausto Da Silva , M., Grave , J., Rosa, I., y Mendonca, H. 2002. Apontamentos de Exognosia. Lisboa: Faculdade de Medicina Veterinária, Universidade Técnica de Lisboa.

Dixon, P. M. 2002. The gross, histological, and ultrastructural anatomy of equine teeth and their relationship to disease. In Proceedings of the 49th Annual Convention of the American Association of Equine Practitioners. Vol. 48, pp. 421-437.

Dyce, K., Sack, W., y Wensing, C. 1991. Anatomía Veterinaria. Argentina: Panamericana.

Easley, J. 1996. Equine dental development and anatomy. In American Association of Equine Practitioners.

Esponda, V. 1981. Anatomía Dental. Sexta ed. México: Print. Colección Textos Universitarios.

Foster, D. 1996. Nomenclature for equine dental anatomy based on the modified triadan system. 42nd Am. Assoc. Equine Practitioners Annual Convention, 18-319.

Frandson, R. D. 1988. Anatomia y fisiologia de los animales domesticos . mexico: Interamericana.

Frape, D. 1992. Nutrición y Alimentación del Caballo. España: Acribia.

Frausto Da Silva, M., Gomes, T., Dias, A., Aquino, J., Mendes, L., Cavaco, J. 2003. Estimativa da idade dos equinos através do exame dentário. Rev. Port. Cienc. Vet., 103-110.

Getty, R. 1966. Atlas de anatomía veterinaria aplicada (No. C SF 761. G4718 1966). Unión Tipográfica Editorial Hispanoamericana.

Gieche, J. M. 2007. How to assess equine oral health. How to assess equine oral health., 498-503.

Jones, S. 2005. Enfermedades orales. En: Reed, S.; Bayly, W.; Sellon, D. eds. Medicina Interna Equina. Vol. 2. 2ª ed. Argentina : Intermédica.

Kilic, S., Dixon, P. M., y Kempson, S. A. 1997. A light microscopic and ultrastructural examination of calcified dental tissues of horses: 3. Dentine. Equine veterinary journal, 29(3), 206-212.

Kirkland, K. D., Baker, G. J., Eurell, J. A., y Losonsky, J. M. 1996. Effects of aging on the endodontic system, reserve crown, and roots of equine mandibular cheek teeth. American journal of veterinary research, 57(1), 31-38.

König, H. E., y Liebich, H. G. (2005). Anatomía de los animales domésticos: órganos, sistema circulatorio y sistema nervioso. Ed. Médica Panamericana.

Lowder, M. Q., y Mueller, P. E. 1998. Dental embryology, anatomy, development, and aging. Veterinary clinics of North America: equine practice, 14(2), 227-245.

Marvin, G. 1992. Odontología Equina. Argentina: Intermédica.

Mitchell, S. R., Kempson, S. A., y Dixon, P. M. 2003. Structure of peripheral cementum of normal equine cheek teeth. Journal of veterinary dentistry, 20(4), 199-208.

Morales, F. 1997. El Caballo. Marmor (Colombia), 356-358.

Pence, P. 2002. Equine Dentistry a practical guide. Philadelphia: Lippincott Williams & Wilkins.

Pimentel, L. 2007. Intraoral extraction techniques in standing horse. Pesq. Vet. Bras. 27, 57-58.
Richardson, J. 1997. Ageing horses-an illustrated guide. In Practice, 19(9), 486-489.

Richardson, J. D., Cripps, P. J., y Lane, J. G. 1995. An evaluation of the accuracy of ageing horses by their dentition: changes of dental morphology with age. Veterinary record, 137, 117-117.

Richardson, J. D., Lane, J. G., y Waldron, K. R. 1994. Is dentition an accurate indication of the age of a horse?. The Veterinary Record, 135(2), 31-34.

Rucker, B. 2003. Enfermedades de la cavidad oral y el paladar blando. Manual de Gastroenterología Equina. Ed. Intermédica (Argentina), 81-83.

Sandoval, J. 1976. Anatomía del Caballo. Cabeza y Órganos de los Sentidos. Tomo III. España: Acribia.

Scoggins, R. D. 2001. Bits, bitting, and dentistry. Proceeding American Association of Equine Practitioners, 47, 138-141.

Scrutchfield, W. L., Schumacher, J., y Martin, M. T. 1996. Correction of abnormalities of the cheek teeth. American Association of Equine Practitioners (USA).

Scrutchfield, W. 2006. Wolf Teeth: How to Safely and Effectively Extract and Is It Necessary. Am. Assoc. Equine Practitioners.

Sisson, S., y Grossman, J. D. 2003. ANATOMIA DE LOS ANIMALES DOMESTICOS . Barcelona: MASSON .

Toit, N. 2006. Gross Equine Dentition and TheirSupporting Structures. Am. Assoc. Equine Practitioners.

Townsend, N. B., Dixon, P. M., y Barakzai, S. Z. 2008. Evaluation of the long-term oral consequences of equine exodontia in 50 horses. The Veterinary Journal, 178(3), 419-424.

Tremaine, H. 1997. Dental care in horses. In Practice, 19(4), 186-199.

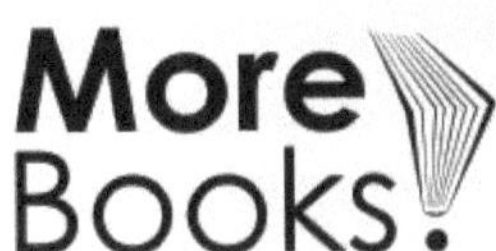


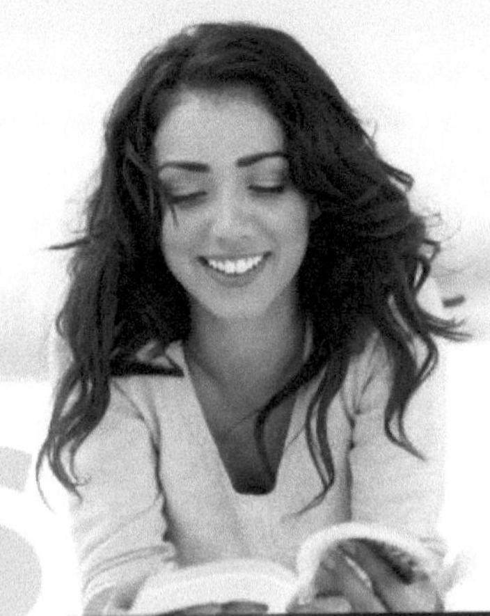

# yes I want morebooks!

Buy your books fast and straightforward online - at one of world's fastest growing online book stores! Environmentally sound due to Print-on-Demand technologies.

Buy your books online at
**www.morebooks.shop**

¡Compre sus libros rápido y directo en internet, en una de las librerías en línea con mayor crecimiento en el mundo! Producción que protege el medio ambiente a través de las tecnologías de impresión bajo demanda.

Compre sus libros online en
**www.morebooks.shop**

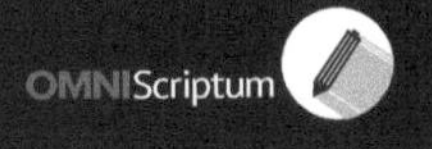